ÉTUDE CLINIQUE

DU REIN MOBILE

(INDICATIONS THÉRAPEUTIQUES)

PAR

Le Docteur Gaston WALCH

Ancien interne des hôpitaux de Paris
Ancien aide d'anatomie à la Faculté
Membre correspondant de la Société Anatomique
Médaille de bronze de l'Assistance Publique

PARIS

G. STEINHEIL, ÉDITEUR

2, RUE CASIMIR-DELAVIGNE, 2

—

1896

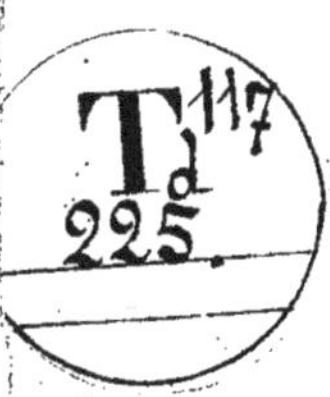

ÉTUDE CLINIQUE DU REIN MOBILE

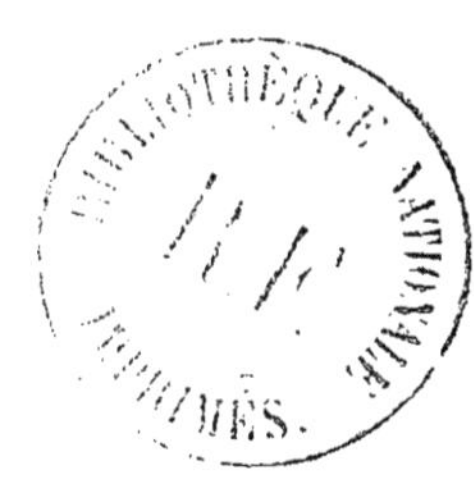

IMPRIMERIE LEMALE ET Cie, HAVRE

ÉTUDE CLINIQUE

DU REIN MOBILE

(INDICATIONS THÉRAPEUTIQUES)

PAR

Le Docteur Gaston WALCH

Ancien interne des hôpitaux de Paris
Ancien aide d'anatomie à la Faculté
Membre correspondant de la Société Anatomique
Médaille de bronze de l'Assistance Publique

PARIS

G. STEINHEIL, ÉDITEUR

2, RUE CASIMIR-DELAVIGNE, 2

—

1896

AVANT-PROPOS

Avant de commencer ce travail, nous tenons à adresser l'expression de notre reconnaissance aux maîtres qui nous ont aidé de leurs bons conseils et nous ont permis de profiter de leur enseignement et de leur expérience.

J'adresse ici un pieux souvenir à la mémoire de mon vénéré maître le professeur Damaschino. Il fut pour nous un conseiller bienveillant au début de nos études. Nous eûmes la bonne fortune, pendant deux années comme stagiaire et comme externe, de profiter de son enseignement si recherché.

Comme interne provisoire, nous avons pu apprécier le talent opératoire de notre regretté maître, M. le Dr Terrillon.

M. le Dr Ferrand nous a accueilli comme interne à l'hôpital Laënnec. Nous le remercions vivement de nous avoir permis de profiter de ses bons conseils et des marques de sympathie qu'il n'a cessé de nous témoigner.

— 6 —

Que M. le professeur B e r g e r, dont nous avons eu l'honneur d'être l'interne à l'hôpital Lariboisière, reçoive l'expression de notre vive gratitude pour sa grande affabilité à notre égard, et pour ses leçons qui nous ont été si profitables.

Après avoir passé deux années comme stagiaire et externe dans le service de M. le professeur Le Dentu, à l'hôpital Saint-Louis, nous avons pu profiter comme interne des bonnes leçons du maître. Nous garderons toujours le souvenir de l'affection qu'il nous a témoignée dans des circonstances douloureuses.

M. le professeur G u y o n, en nous permettant de passer notre dernière année d'internat dans son beau service de l'hôpital Necker, nous a fait un honneur dont nous connaissons tout le prix. C'est là, où les éléments d'étude sont accumulés en si grand nombre, que nous avons pu réunir toutes les observations de ce travail pour lequel les conseils et la grande expérience de notre maître nous ont été si utiles. Nous le remercions aussi pour l'honneur qu'il nous fait en acceptant la présidence de cette thèse.

Que M. le D^r A l b a r r a n soit assuré de notre reconnaissance pour la bienveillance avec laquelle il nous a toujours accueilli. Ses conseils ont été pour nous d'un grand secours dans la rédaction de ce travail.

Nous remercions aussi tous ceux qui nous ont aidé, nous ont permis de profiter de leur savoir et de leur expérience. M. le Dr Poirier, qui s'est toujours montré bienveillant à notre égard, tant comme chef de service à l'hôpital que comme chef des travaux anatomiques pendant nos trois années d'adjuvat.

MM. les Drs Nicaise, Tuffier, Reynier, Picqué, Josias, Richardière, Bazy, Ricard, Chevalier, Janet.

Enfin nous remercions ici particulièrement MM. les Drs Michaux et Legueu pour la sympahie qu'ils n'ont cessé de nous témoigner depuis le début de nos études médicales.

ÉTUDE CLINIQUE DU REIN MOBILE

INTRODUCTION

Le *rein mobile* (c'est le terme que nous préférons à celui de néphroptose, car la mobilité est un des caractères essentiels de la maladie) est devenu une affection très fréquente. Rollet, sur 5,500 malades examinés dans ce but spécial, ne trouve que 22 cas de rein mobile. Au contraire M. Glénard, sur 3.788 malades des deux sexes a trouvé le rein mobile 22 fois p. 100 chez la femme. M. Mathieu, sur 306 femmes, trouve le rein mobile 85 fois, soit une proportion de 27 à 28 p. 100. MM. Godard Danhieux et Werhoogen de Bruxelles arrivent à la proportion invraisemblable de 46 p. 100 ; mais il faut remarquer que leur statistique ne repose que sur 66 cas et qu'elle a été faite dans un service spécial de maladies des voies digestives. Cette augmentation si rapide de la fréquence du rein mobile est due à deux causes : d'une part à ce que l'on pense aujourd'hui à rechercher la mobilité rénale, recherche que l'on sait aussi mieux pratiquer, et d'autre part à ce que suivant en cela l'évolution de la pathologie la mobilité rénale comme les affections nerveuses qui l'accompagnent si souvent est devenue beaucoup plus commune à notre époque.

Nombreuses sont les causes que l'on a invoquées pour expliquer la mobilité rénale.

Le corset a été fort incriminé (Cruveilhier). Depage lui fait aussi jouer un rôle très important dans la pathogénie du rein mobile. Le foie fortement comprimé par le corset, et refoulé directement en bas pendant l'inspiration, chasserait le rein de la loge qu'il occupe à sa face inférieure, comme un noyau de cerise est énucléé entre les doigts qui le pressent. Si souvent on peut invoquer l'abus du corset comme cause adjuvante, d'autres fois il faut rechercher une étiologie tout autre, ainsi que le démontrent les cas de rein mobile que nous avons rencontrés chez des femmes n'ayant jamais fait usage du corset.

On a fait jouer un grand rôle à la grossesse, et particulièrement aux grossesses répétées, regardées comme la cause la plus fréquente du rein mobile, Landau, sur 42 femmes atteintes de rein mobile n'avait trouvé que 2 nullipares. Depuis Lindner, réunit 64 cas, Kuttner 94 cas, et ces deux auteurs arrivent à trouver presque égalité de fréquence du rein mobile chez les nullipares et chez les multipares. Nous arrivons à la même conclusion après l'examen de 100 malades pratiqué tant dans les différents services de l'hôpital Necker autres que celui de notre maître, M. le professeur Guyon, que dans le service du Dr J. Voisin à la Salpêtrière.

Le traumatisme est une cause fréquente de l'apparition de la mobilité rénale ; mais il n'en est que la cause déterminante et à lui seul il ne peut pas plus produire l'ectopie rénale que l'effort ne peut causer l'apparition de la hernie chez un individu non prédisposé.

Combien n'a-t-on pas insisté sur l'importance de la disparition rapide de la graisse périrénale dans l'étiologie du rein mobile ? Et cependant, sur tous les malades que nous avons vu opérer à la clinique des voies urinaires, nous avons pu constater que cette atmosphère graisseuse était très abondante et qu'il était même presque toujours utile d'en réséquer une grande partie pour qu'elle ne devienne pas un obstacle à l'adhérence du rein à la paroi lombaire.

Weisker et Hertzka font jouer un grand rôle à la pression intra-abdominale comme moyen de fixité des viscères de l'abdomen et surtout du rein. Il est certain que la diminution de cette pression causée par la distension et la perte de tonicité des parois abdominales est une cause qui favorise les déplacements viscéraux ; c'est ainsi qu'agissent les grossesses multiples. Mais dans bien des cas rien n'est changé dans les conditions de pression intra-abdominale et il faut rechercher toute autre étiologie.

Becquet a invoqué une étiologie qui en même temps que le corset et les grossesses répétées contribuerait à expliquer l'extrême fréquence du rein mobile chez la femme. « Au moment où s'effectue la fluxion cataméniale, dit Becquet, les reins s'associent à cette congestion des organes génitaux et se tuméfient.

« Ce fait, moins rare sans doute qu'on ne le suppose, peut-être physiologique, ne donne-t-il pas l'explication des douleurs de reins si souvent ressenties au moment des époques, surtout par les femmes qui sont mal réglées.

« Ainsi tuméfié et rendu plus pesant, le rein, et particulièrement le rein droit, fait effort contre les faibles obstacles qui le retiennent et tend à sortir de sa place.

« Bientôt la congestion se dissipe et l'organe revient à sa position première. Une congestion nouvelle le chasse plus loin, une nouvelle plus loin encore ; le rein devenu plus lourd chaque fois par suite d'une résolution d'autant plus incomplète qu'il est descendu lui-même dans une position plus déclive, se maintient plus loin de son point de départ. C'est ainsi que lentement, mais non pas sans souffrances, le rein apparaît libre et flottant dans l'abdomen ».

Si nous avons tenu à donner ici en entier l'exposé de la théorie de Becquet, c'est que nous croyons que, sans exclure l'influence des autres causes invoquées, elle explique très bien les faits dans beaucoup de cas. Plusieurs fois nous avons pu examiner le rein mobile au moment de la menstruation, et il nous a paru un peu plus gros qu'à un examen antérieur. Cette augmentation de volume et ce retrait successif de l'organe, expliquent bien comment le rein distend peu à peu sa loge, et devient alors, souvent sous l'influence d'un effort, d'un léger traumatisme, franchement mobile.

Pour M. Lancereaux, la congestion menstruelle n'est pas suffisante pour expliquer l'apparition de l'ectopie rénale. Cet auteur pense que les inflammations utérines et péri-utérines, qui coïncident souvent avec la mobilité rénale, sont l'origine d'un trouble dans l'innervation du rein, contribuant peu à peu au déplacement de cet organe. L'étiologie serait donc purement nerveuse.

M. le professeur Potain donne une autre explication du déplacement rénal.

Il serait toujours consécutif à des phénomènes inflammatoires. Frappé de la coïncidence fréquente de la colite muco-
membraneuse et du rein mobile, il a pensé que cette colite
était le point de départ d'une inflammation sous-péritonéale
qui se propagerait à la capsule adipeuse du rein, propagation
facilitée du côté droit par le rapport du côlon avec l'extrémité
antéro-supérieure du rein, sous intermédiaire de mésocôlon.

Mais cette inflammation ne doit au contraire avoir d'autre
résultat que de contribuer à la fixité du rein en transformant
le tissu graisseux en tissu fibreux.

Et plusieurs fois nous avons pu remarquer dans différentes
opérations que nous avons vu pratiquer sur le rein, que quand
il existait de la périnéphrite ancienne, l'organe était difficile
à décortiquer et souvent impossible à amener sur les bords de
la plaie.

Telles sont les principales causes invoquées pour expliquer
l'apparition de l'ectopie rénale. Aucune ne peut nous satisfaire,
aucune ne peut s'appliquer à tous les cas, il nous faut rechercher une étiologie d'ordre plus général. C'est ce qu'a fait
M. Glénard en émettant la théorie de l'entéroptose.

Pour M. Glénard, la cause de tout le mal, c'est le prolapsus primitif de l'intestin, et en particulier du coude droit
du côlon, c'est l'entéroptose. L'entéroptose englobe la neurasthénie de Béard, la dilatation gastrique de Bouchard, la
maladie du rein mobile ; toutes ces affections ne sont qu'un
chapitre de l'entéroptose. Le rein mobile n'est rien, l'entéroptose est tout. Cependant cette théorie n'est pas applicable à
beaucoup de cas. Que de fois nous avons constaté l'existence

du rein mobile sans entéroptose! N'avons-nous pas vu cesser après la néphrorrhaphie les troubles gastriques si accentués auparavant, démontrant bien ainsi que le rein mobile en était la seule cause; nous aurons du reste maintes fois à revenir sur ce sujet.

Là encore nous pensons qu'il existe surtout une question de terrain.

Pour que les différentes causes que nous avons énumérées puissent avoir une action efficace, il faut qu'elles agissent sur un individu prédisposé aux prolapsus par la perte de tonicité de certains tissus, et particulièrement du tissu fibreux et du tissu musculaire.

Ainsi que l'admettent Litten, Gutterbock, Ewald, Stifler, et notre maître Albarran, la congénitalité joue un grand rôle.

M. Albarran pense que dans la plupart des cas le rein mobile doit être regardé comme un stigmate de dégénérescence.

Nous reproduirons ici cette théorie, telle qu'elle a été exposée par l'auteur dans ses leçons cliniques professées à l'Hôpital Necker.

« Pour bien comprendre la fréquence de la neurasthénie et de l'hystérie dans le syndrome de la néphroptose, il faut d'abord savoir que, en vertu d'un principe bien établi aujourd'hui, ne devient pas neurasthénique ou hystérique qui veut. Il faut, pour que ces névroses se développent, que la cause déterminante agisse sur un terrain préparé ; et cette préparation nous est expliquée par l'hérédité névropathique, directe ou indirecte comme l'a démontré l'école de la Salpêtrière.

« Partant de ce principe, je suis arrivé à considérer dans la plupart des cas le rein mobile comme un stigmate de dégénérescence. Cette idée, qui peut paraître risquée dans son énoncé, me semble se justifier par le raisonnement appuyé sur les faits.

« Il est bien entendu des néphroptoses qui paraissent purement traumatiques, mais, dans l'immense majorité des cas, la cause, ou les causes déterminantes qui peuvent être invoquées chez un sujet sont tellement peu efficientes, que pour comprendre le déplacement du rein, il faut invoquer une prédisposition congénitale. De fait, la congénitalité du rein mobile est admise par un grand nombre d'auteurs (Litten, Gutterbock, Ewald, etc.).

« La différence qui existe entre le rein congénitalement déplacé et le rein mobile n'est d'ailleurs pas si grande que le ferait supposer l'étude des cas extrêmes de chacune de ces deux catégories. Nul rapport ne paraît exister entre un rein placé dans le petit bassin dont les vaisseaux naissent et aboutissent à la partie inférieure de l'aorte et de la veine cave ou leurs branches principales et le rein qui s'est déplacé à la suite d'une légère chute. Et pourtant les intermédiaires existent entre ces deux cas extrêmes.

« Je vous citerai d'abord ces cas, plus rares que ne le croient les auteurs anglais, dans lesquels le rein est pourvu d'une enveloppe péritonéale qui lui constitue un vrai mésonéphron; dans ces cas, il faut bien admettre que le hile du rein est beaucoup plus long qu'à l'état normal et qu'il existe une anomalie de la séreuse. En dehors même de la réalité du mésonéphron, il est fréquent de constater dans les opérations de néphrorrhaphie que le rein se laisse amener beaucoup plus facilement que les reins normaux jusque sur les bords de la plaie; ce qui indique bien la longueur exagérée du pédicule. J'ai encore remarqué dans plusieurs opérations, qu'il était impossible de réduire le rein dans sa loge quoique le foie eût conservé sa situation normale; ce fait ne me paraît pouvoir être expliqué qu'en supposant que dans certains cas les vaisseaux du rein naissent de l'aorte plus bas qu'à l'état normal; ce qui est d'autant plus vraisemblable que, comme je viens de vous le dire, le pédicule du rein mobile présente souvent une longueur exagérée. D'autres anomalies ont été constatées dans les cas de rein mobile; c'est ainsi que Giffon a vu le côlon mal formé. Plus intéressante encore est l'observation de Herezel, qui constata un développement anormal de la moitié antérieure du rein. Je vous citerai encore une observation personnelle où je constatai un rein lobulé, et, enfin l'observation de Harvey Reed, dans laquelle il existait à la fois d'un côté un rein mobile ordinaire développé à la suite d'un léger traumatisme, et de l'autre côté un rein pelvien congénitalement déplacé avec anomalies artérielles.

« Ces différentes malformations, constatées dans le cas de rein mobile, me paraissent devoir être rapprochées des faits analogues qui ont conduit les auteurs à placer certaines maladies au nombre des stigmates somatiques de dégénérescence. Je citerai seulement chez les dégénérés la fréquence extrême des hernies (Féré) et la migration incomplète des testicules

(Raffegeau) qui sont, comme la néphroptose, des ectopies vis-
cérales d'ordre dégénératif.

« D'un autre côté, lorsqu'on veut bien les rechercher, on
trouve que souvent avec le rein mobile existent d'autres stigmates de dégénérescence. Parmi nos observations personnelles,
je puis vous citer un malade atteint de rein mobile qui devint,
par la suite, neurasthénique et hypochondriaque, et qui guérit
par le port d'un bandage ; son fils est un dégénéré présentant
une série des stigmates physiques et psychiques avec perver-
sion de l'instinct sexuel. Une des malades que j'ai opérées est
fille d'une hystérique atteinte de strabisme ; elle a elle-même
des oreilles simiesques, une excavation exagérée de la voûte
palatine, et bien avant le développement de son rein mobile,
elle eut des attaques d'hystérie. Je vous citerai encore le fait
de deux sœurs atteintes toutes deux de rein mobile avec accidents caractérisés et qui sont des dégénérées typiques, aussi
bien par leur hérédité que par leurs stigmates personnels.

« Comme les autres stigmates de dégénérescence, le rein
mobile peut être héréditaire ; tel est le fait des deux sœurs
que je viens de citer, ou celui de Stifler où la mère avait un
rein mobile et la fille une double néphroptose sans entéroptose ;
tels encore les trois cas de Stifler dans lesquels les mères et
les filles étaient atteintes de néphroptose ; mais, bien entendu,
vous trouverez beaucoup plus souvent, comme pour tous les
caractères de la dégénérescence, l'hérédité dissemblable que
l'hérédité similaire.

« D'après ma conception qui fait du rein mobile un stigmate
de dégénérescence, au moins dans un grand nombre de cas,

W. 2

on comprend facilement que ces malades présentent souvent les phénomènes caractéristiques de la neurasthénie ou de l'hystérie. Que, sur ce terrain favorable à l'éclosion des symptômes nerveux, un petit traumatisme ou d'autres causes déterminent la mobilité rénale, et l'on verra les accidents se développer. Pour moi, le rein mobile joue dans ces cas le rôle de cause occasionnelle ; il y a là un véritable traumatisme interne, et les phénomènes nerveux consécutifs doivent être interprétés dans le sens de l'hystéro-traumatisme ou de la neurasthénie traumatique de cause interne.

« Vous connaissez les travaux de M. Potain et de son élève Bychoffski sur l'hystéro-traumatisme de cause interne ; ces auteurs ont établi que l'hystérie peut se développer à la suite de coliques hépatiques ou néphrétiques. Il est d'autant plus facile de comprendre le rôle analogue que peut jouer le rein mobile, que nous avons considéré un certain nombre de phénomènes douloureux de la néphroptose comme étant l'expression d'une véritable colique néphrétique due à l'obstruction plus ou moins complète de l'uretère. Un raisonnement analogue nous conduit à admettre la neurasthénie traumatique de cause interne, puisque, comme l'hystérie, la neurasthénie peut être d'origine traumatique, ainsi qu'en témoignent un bon nombre des cas du *railway brain* ou *spine* des Anglais. »

Si nous avons tenu à reproduire littéralement l'exposé de cette théorie, c'est que, vu sa nouveauté d'une part, vu la multiplicité des faits sur lesquels elle repose d'autre part, un court résumé n'aurait pu qu'en donner une idée tout à fait fausse. Chez les malades que nous avons examinés, nous avons souvent retrouvé l'un ou l'autre des différents stigmates de dégénérescence.

Grâce à la complaisance de nos collègues, nous avons pu examiner d'une part 50 femmes prises au hasard dans les différents services de l'hôpital Necker, et d'autre part 50 femmes également, dans le service des épileptiques à la Salpêtrière. Chez les premières nous avons trouvé 8 cas de rein mobile, ce qui donne une fréquence de 16 p. 100. Chez les dernières nous avons pu constater 10 fois la mobilité rénale, ce qui fait une fréquence de 20 p. 100. Il faut de plus remarquer que presque toutes les malades que nous avons examinées à la Salpêtrière sont des nullipares dont l'âge moyen est de 28 ans ; or on admet que le rein mobile est surtout fréquent entre 30 et 40 ans. Si ces chiffres ne sont pas suffisants pour en tirer une déduction certaine, ils doivent du moins éveiller l'attention des observateurs, et des statistiques plus nombreuses permettront sans doute de confirmer d'une façon plus probante la théorie de la congénitalité du rein mobile.

Un des chapitres les plus obscurs de la maladie qui nous occupe est sans contredit la symptomatologie.

On a beaucoup écrit sur ce sujet, mais nulle part on ne trouve un tableau d'ensemble. Nombreuses sont les manifestations par lesquelles le rein mobile révèle sa présence ; mais nombreux aussi sont les symptômes qui peuvent égarer le diagnostic du médecin qui ne pense pas à pratiquer la recherche du ballottement rénal.

Le rein mobile n'est pas une affection négligeable, ainsi que l'ont écrit certains auteurs. Nous verrons que les complications constituent un des chapitres importants de la maladie.

Le diagnostic de la mobilité rénale est en général facile. Devant un certain ensemble de symptômes nerveux et gastriques, le médecin doit penser à faire l'examen de la fosse lombaire.

On ne peut bien pratiquer la palpation du rein qu'après s'y être longtemps exercé car, il ne s'agit pas seulement de trouver un rein véritablement flottant dans l'abdomen, mais souvent de déceler un abaissement très léger une véritable pointe de néphroptose ; et nous montrerons que la meilleure méthode qui, presque toujours, donne les renseignements les plus complets, et toujours permet de déceler la plus petite pointe de néphroptose, c'est la méthode du ballottement ainsi que l'a décrite notre maître M. le professeur Guyon.

Il ne reste aujourd'hui rien à dire sur la néphropexie en tant que mode opératoire. Telle que la pratique M. le professeur Guyon, la néphropexie est une opération très bien réglée, d'une exécution facile, donnant des résultats immédiats excellents, et des résultats éloignés le plus souvent très encourageants. Il n'en est pas de même des indications opératoires. Quand doit-on opérer ? Quand peut-on opérer ? Quand faut-il s'abstenir ?

Toutes questions que nous nous efforcerons d'élucider en nous appuyant sur l'étude clinique et sur les résultats éloignés de la néphrorrhaphie.

Symptômes.

Le rein mobile, en tant qu'entité morbide, n'est pas une simple vue de l'esprit ainsi que le prétendent certains auteurs et en particulier M. Glénard. Dans beaucoup de cas la mobilité rénale doit seule être rendue responsable des différents troubles que nous allons décrire. Dans différentes observations que nous avons recueillies les symptômes ont commencé avec la néphroptose, et ont cessé grâce à la néphrorrhaphie. N'y a-t-il pas là vraiment l'épreuve et la contre-épreuve ?

Disons-le de suite en commençant, la mobilité rénale peut exister sans donner lieu à aucun symptôme. Si elle est découverte c'est par hasard, par le malade ou par le médecin examinant l'abdomen dans un autre but. Bien souvent au contraire les choses ne se passent pas ainsi et dans bien des cas le rein mobile prend assez rapidement les allures d'une affection essentiellement douloureuse.

C'est parfois brusquement, d'une façon dramatique, que débute la maladie. A l'occasion d'une chute, d'un effort, le malade ressent une vive douleur dans le flanc, douleur atroce, poignante, pouvant aller jusqu'à la syncope. D'autres fois c'est spontanément que le rein mobile révèle sa présence. Telle la malade de l'observation 12 qui subitement après déjeuner est prise d'une douleur aiguë dans le flanc droit, accompagnée de nausées. Le début peut simuler les coliques hépatiques ou néphrétiques. W. Bruce Clarke rapporte un cas intéressant. En 1889, une malade est admise à l'hôpital Saint-Bartholomew avec le diagnostic de coliques néphrétiques. Elle demeure quelque temps à l'hôpital sans que l'on puisse trouver trace de calculs dans les urines. Depuis elle eut plusieurs autres attaques douloureuses semblables. En 1890 le Dr Bensfield pratique la néphrorrhaphie et pendant l'opération ne trouve aucune trace de calcul; la malade guérit rapidement, et put depuis reprendre ses occupations. Enfin c'est le plus souvent sourdement, progressivement, que s'établissent les différents troubles occasionnés par la mobilité rénale.

Le malade qui vient consulter se plaint presque toujours de douleurs lombaires d'intensité variable. C'est tantôt une douleur sourde, une simple gêne, tantôt une douleur beaucoup plus vive, à forme névralgique avec irradiations diverses. Souvent on constate que le malade est dyspeptique. Les digestions sont pénibles, accompagnées d'éructations gazeuses; parfois on trouve de la dilatation stomacale. Les troubles digestifs peuvent survenir par crises durant plusieurs jours; il y a des vomissements alimentaires, glaireux. Souvent les malades vous font eux-mêmes remarquer que tous ces troubles digestifs sont beaucoup plus accentués quand ils souffrent davantage de leur rein. Telle est la malade de l'observation 2, dont les digestions se font assez facilement, quand par hasard elle ne souffre pas. D'autres fois ces symptômes digestifs font défaut, ainsi que je l'ai noté dans plusieurs des observations. Le plus souvent, la malade atteinte de rein mobile est une nerveuse. Elle raconte son mal avec emphase, force détails, elle souffre de partout, c'est la malade « aux petits papiers » de Charcot; on est en présence d'une hypochondriaque, d'une neurasthénique, quelquefois d'une hystérique. En effet, ce qui domine dans le tableau clinique de ces malades, c'est la névropathie. Ce sont avant tout des nerveux, et pour nous les troubles digestifs ne sont eux-mêmes qu'une névrose. M. Mathieu a bien montré quelle ressemblance il y avait entre les crises gastriques du rein mobile et celles des tabétiques. Il importera donc de bien étudier les rapports de la mobilité rénale avec ces différents troubles nerveux, de voir jusqu'à quel point la mobilité doit en être rendue responsable, car de là nous tirerons plus tard d'importantes déductions, au point de vue thérapeutique.

Ces symptômes nerveux et digestifs, nous allons maintenant les étudier en détail. Dirons-nous qu'il y a une forme douloureuse, neurasthénique, hystérique, gastralgique. Ces divisions nous paraissent bien artificielles ; ces différentes formes peuvent le plus souvent se confondre, se succéder. Tel malade aujourd'hui se présente avec un rein mobile simplement douloureux que vous reverrez bientôt véritablement neurasthénique, et se plaignant de troubles digestifs très accentués.

Pour nous, deux grands ordres de symptômes fonctionnels dominent la symptomatologie du rein mobile, le symptôme douleur, le symptôme dyspepsie, et encore le second est-il presque toujours sous la dépendance du premier.

1° Douleur. — N'est-ce pas là le symptôme qui, le plus souvent, prime tous les autres ; et d'une façon plus générale, n'est-ce pas l'élément qui sert le plus souvent à guider le diagnostic du chirurgien : « Peu de symptômes (dit le professeur Guyon, dans une de ses récentes cliniques) nous viennent plus habituellement en aide, et il m'a toujours paru que l'éducation clinique trouvait dans l'étude séméiologique de la douleur, l'un de ses éléments les meilleurs. »

Mais aussi, quelles variétés dans la douleur, variétés intrinsèques, variétés individuelles. Aussi, ce symptôme d'importance capitale pour le clinicien doit-il être examiné avec le plus grand soin.

Cette analyse doit porter sur les caractères intrinsèques de la douleur, sur son intensité. Quel est son siège précis ? Quelles sont ses irradiations ? Dans quelles conditions s'atténue-t-elle ? Dans quelles conditions est-elle exagérée ? Enfin il ne faut pas oublier d'étudier le terrain sur lequel elle se développe. Car telle lésion, qui chez un individu est peu douloureuse, occasionne chez un autre les douleurs les plus atroces. Toutes ces recherches acquièrent une grande importance dans la maladie qui nous occupe ; car ici rien de plus variable que l'intensité de la douleur, rien de plus varié que ses irradiations. Le terrain surtout joue un grand rôle quant à l'allure qu'affectera la maladie.

Il faut distinguer la douleur lombaire de ses irradiations, ces dernières l'emportent souvent au point de tromper le médecin non prévenu. La douleur lombaire est souvent d'abord légère ; puis, s'accentue peu à peu au point que dans certains cas les malades tombent dans la morphinomanie. C'est ainsi que dans l'observation VII on note d'abord une simple gêne au niveau du rein gauche, puis peu à peu les douleurs plus vives deviennent continuelles et s'accentuent par moments sous forme de crises ; il y a alors des élancements, des tiraillements, une sensation de déchirure, quelquefois assez forte pour arracher des cris à la malade. Quelquefois, l'affection présente d'abord les caractères d'un véritable lumbago ; c'est ce qui s'observe surtout lorsque les reins se luxent après un violent traumatisme. M. Tuffier, quoiqu'il n'ait pu constater la mobilité rénale dans ces cas, pense que certains lumbago, dits tours de reins, ne sont en réalité que des luxations de cet organe. Le malade éprouve, au moment de la chute ou de l'effort, une sensation de déchirure, beaucoup disent avoir la sensation très nette d'un organe qui se décroche.

Nous ne parlerons pas ici des douleurs d'un caractère particulier et dont l'ensemble constitue ce que l'on appelle la colique rénale, nous en ferons l'étude à propos des complications.

Au lieu d'être localisée à la région lombaire, souvent la douleur s'irradie au loin, et dans des directions bien différentes ; irradiations vers la fosse iliaque, les organes génitaux, la cuisse, vers les omoplates, l'épaule. Ces irradiations douloureuses peuvent à leur tour dominer complètement la scène ; on a alors le type des névralgies iléo-lombaire, sciatique, crurale. Pour Drummond, cette prédominance des irradiations douloureuses sur la douleur lombaire serait rare, car dans une étude qu'il fit en 1890 sur 31 cas de rein mobile, il n'en trouve que deux où la douleur ne fut pas localisée au rein. Fréquentes sont les irradiations douloureuses du côté de la vessie ; et ce que l'on note le plus souvent dans les observations, c'est la cystalgie, le ténesme vésical. Ces douleurs d'origine réflexe, importantes à connaître pour éviter les erreurs de diagnostic, rentrent dans un des groupes de réflexes, depuis longtemps classés par M. le professeur Guyon, qui établissent un lien entre les différentes parties de l'appareil urinaire : le réflexe réno-vésical. La malade de l'observation II nous offre un exemple frappant de cet ordre de réflexes. Souvent, dit-elle, se trouvant en société, elle ressentait un besoin irrésistible d'uriner ; elle se retirait un instant refoulait son rein en appuyant avec ses deux poings de bas en haut sur la paroi abdominale au-dessous des fausses côtes, et tout disparaissait.

Quelque type qu'affecte le cortège douloureux du rein mobile, un de ses caractères constants est d'accroître d'intensité par le mouvement, de diminuer par le repos. « Je souffre surtout de mon rein », disent les malades, après la fatigue de la journée ; c'est au moment d'un effort, d'un mouvement un peu brusque que surviennent les crises douloureuses. Parfois le moindre mouvement fait renaître les plus vives douleurs ; telle la malade de l'observation II, qui ne peut pas même s'asseoir sans souffrir. Le repos, avons-nous dit, calme au contraire les douleurs. Quand on pousse un peu plus loin l'interrogatoire des malades, on apprend que ce repos demande certaines conditions pour être efficace. Le décubitus sur le côté opposé à la lésion est presque toujours intolérable ; c'est quelquefois sur le côté correspondant au rein mobile que se couchent les malades. D'autres reposent presque toujours sur le ventre. Pour la plupart, c'est le décubitus dorsal qui amène le plus grand soulagement. Pendant les crises, les malades prennent les positions les plus diverses ayant toutes pour but de réduire le rein dans sa loge. L'une s'étend sur le dos le siège très élevé, l'autre se couche sur le ventre les deux poings sous les fausses côtes, ou se penche fortement en avant, le corps plié en deux, en refoulant la paroi abdominale de bas en haut avec ses deux poings fermés. C'est surtout dans les cas de colique rénale que les malades prennent ces différentes positions ayant toutes pour but la réduction du rein. Nous aurons à revenir sur ce sujet. Telle est la douleur quant à son intensité, quant à son siège, à ses irradiations et quant à ses modifications caractérisques par la fatigue et le repos.

Mais, maintenant que nous avons étudié ce grand symptôme dans ses caractères intrinsèques, il nous faut connaître le terrain sur lequel nous le trouvons ; il nous faut suivre les modifications du cortège douloureux selon l'individu.

Parallèlement aux douleurs causées directement par le rein mobile, se développent souvent des symptômes nerveux d'ordre plus général chez les individus prédisposés. Le tableau de la maladie devient alors tout autre, et quelquefois dans ce cas l'attention n'est que peu attirée du côté du rein si l'examen est trop rapide. On est alors en présence d'un malade se plaignant de céphalée diurne, caractérisée par une sensation de malaise indéfinissable, de vide, de pesanteur ; le sommeil est de courte durée, agité, accompagné de cauchemars ; le travail intellectuel est difficile ; la fatigue musculaire qui survient rapidement n'est pas en rapport avec le travail accompli. Les douleurs dont se plaignent les malades sont variables de siège, d'intensité ; les digestions sont pénibles. On est en présence d'un neurasthénique. Sans présenter le tableau aussi complet de la neurasthénie, ce sont plus souvent des malades chez lesquels domine un état de nervosisme très pénible, un rien les impressionne ; c'est ainsi que le malade de l'observation I pleure comme une jeune fille en parlant de son mal. L'hystérie est fréquente chez les malades atteintes de rein mobile. Depuis longtemps Gueneau de Mussy avait noté ce fait. Chroback a observé huit fois l'hystérie sur 19 cas. M. Lancereaux l'a signalée quatre fois. Stifler, dans une étude publiée sur 100 cas de mobilité rénale, a trouvé quinze fois l'hystérie. Cet auteur pense que les attaques d'hystérie peuvent être ramenées par l'irritation du rein flottant comme elles le sont par le refroidissement des extrémités, par les douleurs de dents, etc. Quoique parfois on trouve des stigmates d'hystérie (telle la malade de l'observation II chez laquelle nous avons noté l'hémianesthésie, des plaques d'anes-thésie), plus souvent on est plutôt en présence de sujets à terrain favorable à l'apparition de l'hystérie, et ce sont plutôt des phénomènes d'hystéricisme que l'on observe. Certains malades deviennent hypochondriaques. Brochin, dans la *Gazette des hôpitaux* de 1854, rapporte un fait intéressant. Velpeau connaissait un médecin chez lequel un rein déplacé faisait une saillie très appréciable dans le ventre. Contre cette tumeur il avait institué tous les traitements imaginables et avait fini par se rendre malade à force de craintes et de remèdes. R a y e r, non sans peine, ayant fini par le persuader que c'était une simple anomalie, il cessa toute espèce de traitement et revint rapidement à la santé. Le rein mobile peut même causer la folie. S m i t h (in thèse Brodeur) rapporte le cas d'une malade ayant passé deux années dans une maison de santé qui en sortit guérie à la suite de la néphrorrhaphie.

Ainsi, si les phénomènes douloureux du rein mobile se présentent souvent avec des caractères tels qu'ils doivent immédiatement mener le médecin à pratiquer l'exploration rénale, d'autres fois ces symptômes sont masqués par des états névropathiques divers, neurasthénie, hystérie. C'est en interrogeant plus minutieusement les malades sur le caractère des douleurs, sur leur siège, que l'attention sera éveillée du côté du rein. Il est d'autant plus important de reconnaître la mobilité rénale, qu'étant souvent la cause de l'apparition de ces névroses, l'on pourra obtenir de très bons résultats par la néphropexie.

Chez presque toutes les malades que nous avons examinées, nous avons noté l'exagération des douleurs au moment de la menstruation. Cette particularité est signalée par beaucoup d'auteurs, S w y e r, N e w m a n n, S c h m i t t, W. B r u c e, C l a r k e, D u r e t, etc. Les malades, dit D u r e t, ressentent alors de vives douleurs dans l'ovaire, dans le flanc, la région rénale. Ces douleurs deviennent paroxystiques, le rein déplacé est très sensible à la pression, plus volumineux. Quelques malades ressentiraient même des pulsations, des battements douloureux, auraient des crises d'anxiété, d'affolement, des convulsions hystériques. MM. Tuffier et Lejars expliquent cette recrudescence des phénomènes douloureux par la vascularisation de la glande rénale connexe de celle de la zone génitale et le tiraillement des nerfs abdomino-génitaux par l'organe ectopié.

Si la congestion menstruelle a une telle action sur les douleurs du rein mobile, il est facile d'en déduire que toute inflammation utérine ou péri-utérine devra avoir un effet analogue. Depuis longtemps M. Lancereaux a insisté dans l'étiologie du rein mobile sur les affections des organes génitaux, déviations utérines, métrites, périmétrites, ovarites. M. Thiriar renverse la proposition : pour cet auteur, c'est le rein mobile qui est la cause indirecte de ces affections génitales. Il cite onze cas de rein mobile chez la femme. Toutes ces malades présentaient des troubles utérins. Cinq avaient déjà subi divers traitements, sept lui avaient été adressées avec le diagnostic d'affections utéro-ovariennes ; chez toutes, le rein mobile avait été méconnu. A dix de ces malades il pratique la néphrorrhaphie ; six guérissent sans autre intervention ; chez trois il suffit d'un curettage complémentaire. Presque toujours dans nos observations nous trouvons des troubles utérins et, sans admettre que le rein mobile soit la cause de ces affections génitales, on peut affirmer qu'il crée un terrain favorable à l'infection par la congestion qu'il entretient, et que d'autre part, quand les inflammations utérines ou péri-utérines sont développées, il met obstacle à l'efficacité des traitements, couronnés de succès dans d'autres cas. Voyez l'observation II ; bien loin de se sentir soulagée après l'hystérectomie, la malade éprouve des douleurs atroces du côté de son rein, et c'est à grands cris qu'elle vient réclamer la néphrorrhaphie qui a amené une amélioration dans son état.

2° DYSPEPSIE. — Les dyspeptiques sont nombreux parmi les malades atteints de la maladie du rein mobile. Mais la dyspepsie ne se rencontre pas fatalement chez tout néphroptosé, ainsi que l'admettent les auteurs qui pensent que le rein mobile est inséparable de l'entéroptose. Drummond sur 31 malades ne l'a trouvée que 19 fois. Dans nos 18 observations, il y en a cinq où les troubles digestifs sont très accentués et dominent complètement tous les autres symptômes douloureux ; dans six autres, la dyspepsie n'a qu'une très moyenne intensité, et enfin sept observations ne relatent aucun trouble digestif, quoique dans quelques-unes de ces dernières les phénomènes douloureux du rein mobile fussent très accentués. Citons en particulier la malade de l'observation VII qui, souffrant à ce point que tout mouvement est l'occasion d'une recrudescence des douleurs, n'a cependant pas de dyspepsie, car il est relaté que les digestions ne sont pas pénibles, qu'il n'y a ni constipation ni diarrhée. On peut donc avoir un rein mobile, et un rein mobile très douloureux, sans troubles digestifs.

La dyspepsie peut revêtir des allures très différentes. Souvent il s'agit surtout de troubles gastriques. Le malade a de l'anorexie, quelquefois un dégoût particulier pour certains aliments, la digestion est longue, pénible, accompagnée de

sensation de ballonnement, d'éructations gazeuses, de pyrosis.
Si on examine l'estomac de ces malades on trouve parfois de
la dilatation, mais beaucoup plus rarement que ne l'ont dit
beaucoup d'auteurs. Drummond sur 31 cas de néphroptose
n'a pas trouvé une seule fois la dilatation de l'estomac. Stifler
sur plus de 100 cas ne la signale que 3 fois. Au contraire,
Bartels, Warneck, admettent qu'il existe un rapport intime
entre la dilatation stomacale et la néphroptose, et l'expliquent
par la compression du duodénum par le rein mobile. Litten
admettait inversement que la dilatation de l'estomac, était le
fait primitif, la mobilité rénale le fait secondaire. Kuttner
a aussi insisté sur la fréquente coïncidence des deux affections.
Sur 89 cas où il a pratiqué l'insufflation de l'estomac il a
trouvé 79 fois la dilatation. Hilbert, qui a repris ces expé-
riences, ne trouve que 17 fois la dilatation sur 100 malades
examinés dans ce but. Dans nos 18 observations nous n'avons
noté cliniquement la dilatation stomacale que quatre fois.

Les troubles gastriques surviennent quelquefois par crises
tellement aigües quelles peuvent simuler un empoisonnement
ou les crises gastralgiques des tabétiques. Lindner dans
son étude sur le rein mobile les signale, ne les confondant
pas, comme beaucoup d'auteurs, avec celles qui doivent
être rapportées à l'étranglement rénal. « Les vomissements,
dit-il, peuvent être si importants, qu'ils surviennent jour et
nuit, et persistent si longtemps, que pendant des semaines les
aliments ingérés sont immédiatement rejetés. M. Mathieu qui,
en l'espace de deux ans, a observé sept fois ces crises graves
de vomissements chez la femme, en a fait l'objet d'une étude

détaillée dans une communication à la Société médicale des hôpitaux. Nous lui emprunterons en grande partie la description qui va suivre.

Ces crises peuvent avoir un début tellement brusque, et une intensité si grande qu'elles simulent un empoisonnement. La malade est prise subitement, peu de temps après le repas, de vomissements alimentaires et glaireux, tout aliment ingéré est immédiatement rejeté. Les vomissements sont le plus souvent précédés de douleurs gastralgiques très vives. D'autres fois, c'est progressivement, lentement que s'établissent les troubles de la dyspepsie banale, flatulente. Les vomissements sont d'abord peu douloureux, peu persistants, puis surviennent des crises ressemblant à celles que nous venons de décrire. Quelquefois, les malades se plaignent de douleurs en ceinture d'une intensité extrême, et tout simule les crises gastralgiques des tabétiques. Le malade de l'observation IV en est un exemple. On peut trouver aussi une douleur bien localisée au niveau de l'appendice xiphoïde et de la région dorsale ; il y a alors une grande ressemblance avec les symptômes de l'ulcère rond. Si on examine les malades à ce moment, on les trouve le visage exprimant une anxiété extrême, la respiration est pénible, le ventre est ballonné, douloureux, la pression réveille une grande sensibilité sur toute la surface abdominale, mais est particulièrement pénible au niveau du creux épigastrique ou elle arrache des cris au patient. Les vomissements surviennent souvent matin et soir, parfois se renouvellent beaucoup plus fréquemment jusqu'à quinze et vingt fois par jour, à l'occasion de l'ingestion de tout aliment

W.   3

quel qu'il soit. Les crises durent un jour, plusieurs jours, des semaines ; elles retentissent alors beaucoup sur l'état général, le malade s'affaiblit, maigrit, prend un teint terreux ; le médecin peut être alors entraîné à porter le diagnostic du cancer de l'estomac. L'apparition des crises est favorisée par les émotions vives, le surmenage, la menstruation. Tous ces malades, parfois hystériques, sont des névropathes le plus souvent neurasthéniques. Ainsi donc ici encore, c'est l'élément nerveux qui domine la symptomatologie, démontrant bien une fois de plus que le rein mobile est une affection essentiellement douloureuse. C'est un point important à retenir, car c'est surtout dans les cas de symptômes douloureux que la mobilité rénale peut être regardée comme la cause génératrice, et c'est alors surtout que la néphrorrhaphie a le plus de chances de succès.

Les troubles intestinaux sont fréquents chez les malades atteints de néphroptose. La constipation est habituelle : souvent dans les selles on trouve des restes d'aliments incomplètement digérés, et une plus ou moins grande quantité de mucus. Drummond sur 49 cas note dix fois ces symptômes de dyspepsie intestinale. Chez certains de ces malades on trouve en même temps la ptose intestinale ; l'abdomen est tombant sur les cuisses, il y a un degré plus ou moins accentué d'éventration. Mais la coïncidence de l'entéroptose et du rein mobile me paraît être beaucoup plus rare qui ne le prétendent beaucoup d'auteurs ; sur 18 observations je ne l'ai notée que 2 fois. Parfois, chez le même malade, on a trouvé en même temps que l'entéroptose le prolapsus du foie et de la rate.

La congestion hépatique, ainsi que l'ont signalé M. Bouchard et M. Dujardin-Beaumetz, est souvent consécutive aux troubles digestifs. Mais ici, le rein mobile n'agit qu'indirectement par l'intermédiaire des phénomènes dyspeptiques qu'il provoque. Litten et Stifler les premiers parlent de la coïncidence de l'ictère et du rein mobile. Ictère fugace, pouvant même disparaître assez rapidement, quand le malade reste dans la position horizontale. Il s'agit donc pour ces auteurs d'un ictère par rétention, causé par la compression des voies d'excrétion de la bile. Pour Landau, il faut plutôt incriminer l'inflammation catarrhale que la compression du duodénum. M. le professeur Potain a récemment insisté sur la fréquence de la lithiase biliaire dans la néphroptose.

PATHOGÉNIE

En terminant l'étude des signes fonctionnels il est nécessaire de nous demander si tous ces troubles nerveux, si tous ces troubles digestifs que nous avons décrits appartiennent réellement au rein mobile? ou si, au contraire, ils ne peuvent pas être causés par une autre affection concomitante? Le rein mobile doit-il être rayé de la pathologie comme le voudrait M. Glénard? ou doit-il y conserver sa place, et même y prendre un rang important?

Tous les symptômes observés, dit Israël, ne doivent pas être mis sur le compte de la mobilité rénale : Aussi, est-il très réservé sur l'intervention opératoire, et sa statistique ne mentionne que quatre néphrorrhaphies, dont deux ont été faites comme opération complémentaire à une néphrolithotomie.

S. Hilbert admet que le rein mobile ne peut être mis en cause que dans 15 p. 100 des cas.

Pour M. Glénard « la prétendue maladie » du rein mobile n'existe pas. Pas de rein mobile sans entéroptose. L'entéroptose est tout, le rein mobile n'est rien.

Ewald, qui approuve les théories du distingué médecin de Lyon, admet cependant que le rein mobile existe sans entéroptose.

Pour nous la mobilité rénale est bien, dans la plupart des cas, la cause des différents symptômes que nous avons décrits.

Il nous faut examiner les deux propositions suivantes :

1° La mobilité rénale peut-elle rendre le rein douloureux ?

2° Y a-t-il une relation entre le rein mobile douloureux et les autres symptômes observés ?

1° La mobilité rénale peut-elle rendre le rein mobile douloureux ?

Dans certains cas, la mobilité rénale ne cause aucun trouble, aucune douleur ; le rein mobile est une simple découverte faite par le chirurgien explorant l'abdomen dans un autre but. Mais aussi, bien souvent l'attention du chirurgien est portée de suite vers la région lombaire par les douleurs intenses dont se plaignent les malades, et que nous avons décrites. La douleur peut être expliquée, d'une part par les tiraillements du plexus nerveux, d'autre part par la tension du rein due, soit à la congestion causée par la difficulté de la circulation, soit à la coudure de l'uretère.

2° Y a-t-il une relation entre le rein mobile douloureux et les autres symptômes observés ?

Nous avons vu que, souvent on observait, sinon le tableau complet la de *neurasthénie*, du moins des signes évidents de cette affection. Pour nous, il y a là une relation de cause à effet ; et, si tel individu devient neurasthénique, tandis que tel autre, porteur également d'un rein mobile, n'a que des douleurs localisées supportables, voir même absolument nulles, c'est qu'il y a là surtout une question de terrain. Ne devient pas neurasthénique qui veut ; il faut y être prédisposé, alors le rein mobile est la cause qui fait éclore cet état nerveux spécial et l'entretient.

L'hystérie peut être aussi réveillée par le rein mobile. Stiffler, sur 100 cas de néphroptose, a trouvé dans 15 un rapport manifeste entre l'hystérie et la mobilité rénale, et il en conclut que, souvent les crises peuvent être ramenées par l'irritation du rein flottant. Notre maître M. le professeur Guyon nous a cité le cas d'une malade qu'il a opérée en ville, dont les crises d'hystérie ont disparu après l'opération de la néphrorrhaphie. La malade de l'observation II, avant de souffrir de son rein, était d'un caractère doux et très calme ; depuis, elle est devenue nerveuse, très irritable, et un examen très attentif nous a permis de constater une hémianesthésie du côté gauche, et des plaques d'anesthésie. Nous l'avons revue trois mois après l'opération, les douleurs sont presque disparues, la sensibilité est devenue à peu près normale, son état de nervosisme est très atténué.

Si maintenant, nous examinons les relations du rein mobile avec les *troubles digestifs*, nous voyons, que, là encore, il y a un rapport évident. Ces troubles digestifs ne sont-ils pas du reste le plus souvent caractérisés essentiellement par le phénomène douleur? et tellement, que dans certains cas ce sont des crises douloureuses ressemblant en tous points aux crises gastralgiques des tabétiques. Et même ces phénomènes de dyspepsie vraie paraissent bien être en relation avec la mobilité rénale; car beaucoup de malades nous affirment que, c'est quand elles souffrent beaucoup de leur rein que leurs digestions sont les plus pénibles. La malade de l'observation II dont les douleurs étaient accusées à ce point qu'elle ne pouvait même pas rester dans la position assise nous affirme qu'elle digère assez facilement quand par hasard elle ne souffre pas.

Pour nous le rein mobile, en tant que maladie donnant lieu à des symptômes, se manifeste surtout par un cortège de phénomènes essentiellement nerveux. Douleurs du côté du rein, douleurs irradiées; phénomènes douloureux se modifiant suivant l'individu; exagérés chez les uns, très atténués chez les autres. Le rein mobile réagit différemment selon le terrain : et, chez un individu prédisposé, il peut être la cause qui fera éclore la neurasthénie ou l'hystérie. Il s'agit là d'un véritable traumatisme interne, et l'expression d'hystéro-traumatisme est ici très juste, ainsi que nous l'avons exposé plus haut. Pour nous, le rein mobile est souvent la seule cause des symptômes observés. Dans ce cas, l'acte opératoire est justifié, car on peut en espérer beaucoup de profit pour le malade ainsi que le démontrent les résultats éloignés des néphrorrhaphies.

Exploration rénale.

L'exploration du rein est d'importance capitale dans l'affection qui nous occupe, car ce n'est pas une tumeur volumineuse qu'il s'agit de trouver, ce n'est pas non plus seulement un rein véritablement flottant que l'on a à rechercher, mais souvent c'est un très léger abaissement, une véritable pointe de néphroptose, qu'il faut déceler.

Il est donc indispensable de bien étudier par quel procédé nous pourrons arriver, le plus facilement, le plus sûrement, à la découverte de la mobilité rénale ; quel procédé nous donnera en même temps les renseignements les plus complets sur la situation exacte du rein, sur sa sensibilité, son volume, sa consistance.

L'inspection et la percussion fournissent bien peu de renseignements par rapport à l'importance de ceux qui nous sont donnés par la palpation.

Inspection. — Pour notre maître M. le professeur Le Dentu, l'inspection aurait une certaine importance chez les sujets se trouvant dans des conditions favorables. Chez les personnes maigres on pourrait facilement apprécier les saillies et les dépressions anormales de la région lombaire.

Lorsque la dépression lombaire est très accusée d'un côté

on pourrait penser à l'atrophie ou à l'absence congénitale du rein. « La taille dit M. Le Dentu, prend l'aspect d'une taille de femme du côté déformé ». Pour bien faire cette exploration, il faut placer le sujet à quatre pattes, les genoux et les coudes appuyés sur un lit ferme ou sur un canapé, le derrière tourné vers une fenêtre ; le médecin placé du côté de la tête inspecte à jour frisant la région lombaire.

Percussion. — Trousseau, Piorry, Guttmann ont signalé la disparition de la matité lombaire.

Landau, Zuelzer, Pansch, n'accordent qu'une valeur très relative à ce symptôme.

M. Guyon n'y attache non plus aucune importance. Au mois de janvier 1889 ayant à examiner un malade ancienne-ment néphrectomisé, la percussion des deux fosses lombaires ne lui révéla aucune différence de son.

Chez plusieurs malades dont le rein abandonnait complète-ment la fosse lombaire, la percussion ne nous a donné aucun résultat.

Palpation. — C'est donc à ce mode d'exploration que nous devons demander les renseignements les plus précis. Aussi, allons-nous nous étendre un peu longuement sur ce sujet.

Nous pourrons résumer à trois les différentes méthodes employées pour l'exploration rénale. La palpation néphrolep-tique de M. Glénard, le décubitus latéral d'Israël, le ballot-tement rénal de M. Guyon. Ce sont ces trois méthodes que nous allons exposer et discuter.

a) **Palpation néphroleptique.** — Nous reproduirons ici les différents temps de l'exploration rénale tels qu'ils ont été exposés dernièrement par l'auteur dans la Revue des maladies de la nutrition. « Nous supposerons qu'il s'agit ici du rein droit. La description est la même pour la recherche du rein gauche, les mains seulement intervertissent leur rôle. Il est indifférent que le médecin soit placé à droite ou à gauche du malade quel que soit le côté examiné ».

« La « palpation néphroleptique » appliquée à la recherche du rein mobile comprend trois temps : »

I° Premier temps : « *Affût* ».

« 1° Avec la main gauche soulever la région lombaire. Les quatre derniers doigts de la main gauche, surtout les trois derniers exactement juxtaposés, leur extrémité dirigée vers la colonne; la main placée de telle sorte que le médius soit appliqué parallèlement au rebord costal postérieur et immédiatement au-dessous de lui, et que son extrémité atteigne l'angle lombo-costal, de suite en dehors de la masse sacrolombaire droite, le pouce gauche laissé en abduction, indépendant de ses mouvements, de telle sorte qu'on puisse le placer en opposition sur le flanc. »

« 2° Avec la main droite déprimer la paroi antérieure de l'abdomen en dedans du siège présumé du rein mobile. »

« Les quatre premiers doigts de la main droite juxtaposés, leur extrémité dirigée en haut et en dehors sur le flanc droit, la main placée de telle sorte que les phalangettes alignées puissent exercer par leur paume (et non par leur extrémité), et à la fin de chaque mouvement d'expiration du malade, une pression sur les points successifs, en commençant par en bas, d'une ligne passant un peu à droite de l'ombilic et obliquement dirigée du milieu du pli de l'aine à l'appendice xiphoïde. »

3° Avec le pouce déprimer la paroi antérieure de l'abdomen au-dessous du siège présumé du rein mobile. »

« La pulpe du pouce gauche regardant directement en arrière, l'extrémité du pouce dirigée en haut et en dedans, placée tout près de l'extrémité de la main droite (qui déprime la paroi antérieure) et dans le prolongement de son axe, et pouvant exercer en même temps que la main droite, et à la fin de chaque mouvement d'expiration du malade, une pression sur les points successifs (en commençant par en bas), d'une ligne parallèle à la ligne de pression de la main droite et située un peu en dehors et en haut de cette ligne. »

« Ainsi placés dans un premier temps de la palpation les doigts sont à « l'affût ».

II° DEUXIÈME TEMPS : « *Capture* ».

« Saisir, pincer le rein à la fin de l'inspiration et pour cela :
« Les mains étant solidement en place, commander au malade un mouvement de profonde inspiration, et à la fin de ce mouvement augmenter subitement la pression, exercée à travers la taille par les doigts de la main gauche placés en

opposition, la main droite restant immobile dans la pression qu'elle exerce. »

« A. — Les doigts de la main gauche ne perçoivent pendant l'inspiration aucun changement de consistance dans le flanc. »

« Alors transposer simultanément le pouce gauche et la main droite de bas en haut par déplacements sucessifs, en profitant de chaque mouvement d'expiration, sur la ligne de pression répondant à la trajectoire du rein, jusqu'à ce que les doigts se trouvent sous l'extrémité de la neuvième côte droite; là, si un dernier mouvement de profonde inspiration n'amène aucun changement, on concluera :

« Il n'y a pas de ptose.

« B. — Les doigts de la main gauche perçoivent dès le début de l'inspiration une tuméfaction qui descend entre eux.

« Il y a une ptose.

« Alors relâcher légèrement la pression des doigts pour laisser passage à cette tuméfaction; remonter en sens inverse les doigts sur elle et, sans la perdre, tant que dure le mouvement d'inspiration, qui produit son abaissement, augmenter solidement la pression des doigts de la main gauche, opposés à travers le flanc, à la fin de l'inspiration.

« *a*) La pression subite des doigts ne peut retenir entre eux la ptose qui glisse en haut.

« Ptose du premier degré.

« *b*) La pression subite des doigts saisit la ptose et la retient immobile entre eux.

« Ptose du deuxième degré.

« *c*) La pression subite des doigts dépasse la ptose qui glisse en bas et au-dessous d'eux.

« Ptose du troisième degré.

« *d*) Les doigts de la main gauche ne perçoivent rien, mais la main droite trouve dans la fosse iliaque une ptose qu'elle peut faire remonter entre les doigts de la main gauche.

« Ptose du quatrième degré ».

III° Troisième temps « : *Échappement* ».

« Faire échapper le rein et pour cela :

« Au début du mouvement d'expiration, pincer entre les doigts de la main gauche l'extrémité inférieure de la ptose : la ptose glisse en haut entre les doigts, on perçoit un ressaut caractéristique, la ptose s'échappe. »

Si nous avons tenu à donner ici en entier la description du *procédé néphroleptique* c'est que, comme le dit l'auteur lui-même, ce procédé « est infiniment plus simple à expliquer qu'à décrire ».

Nous avons souvent expérimenté la méthode de M. Glé-nard. Dans beaucoup de cas, nous avons nettement perçu toutes les sensations décrites par l'auteur ; mais aussi que de fois l'exploration rénale était difficile, voire même impossible pour les raisons suivantes :

Chez les femmes dont l'abdomen est volumineux, surchargé de graisse, fût-il même flasque et facilement dépressible, on ne peut suffisamment embrasser la base du thorax avec une seule main pour soulever le rein en arrière et placer d'autre part utilement le pouce en avant.

De plus chez les personnes sensibles, chez lesquelles il est difficile d'obtenir le relâchement musculaire, le procédé néphroleptique exige une trop grande dépression de la paroi qui réveille immédiatement cette contraction. Nous verrons qu'au contraire avec la méthode du ballottement, il suffit de déprimer très légèrement la paroi, car c'est la main postérieure qui agit seule en amenant le rein au contact de la main antérieure. Enfin cette méthode est insuffisante, car elle ne renseigne pas sur la situation exacte du rein, sur son volume, sa sensibilité, tous détails toujours très importants à bien déterminer. Nous montrerons au contraire qu'avec le ballottement, nous pouvons du même coup recueillir tous ces renseignements.

b) **Décubitus latéral d'Israël.** — Nous empruntons à la thèse inaugurale de M. Récamier la description du procédé d'Israël telle qu'elle a été donnée par cet auteur :

« Le malade est dans le décubitus latéral sur le côté non examiné, position où les muscles sont relâchés et où le rein exploré tend, de par son poids, à se porter en bas et en avant. Les membres inférieurs sont en légère flexion. Le patient respire largement, la bouche ouverte. Pour explorer la région gauche, le chirurgien se place à la droite du lit, la face tournée vers la tête du malade. Il met les doigts de la main droite à plat sur la région lombaire gauche ; la main gauche sur le point correspondant de la paroi abdominale antérieure, de façon que le bout de l'index et du médius soit à deux doigts au-dessous du point de réunion des neuvième et dixième cartilages costaux. Puis, tandis que la main droite appuie sur la région lombaire, on fait faire au malade des inspirations profondes et on appuie au moment où débute l'expiration. On appuie doucement de la main mise bien à plat, en même temps que les doigts allongés font de légers mouvements de flexion dans les articulations métacarpo-phalangiennes. Le bout des doigts arrive ainsi peu à peu au-dessus de l'extrémité inférieure du rein, lorsque cet organe est dans la position la plus basse, c'est-à-dire à la fin de l'inspiration ; on sent l'organe s'élever pendant l'expiration, et c'est précisément ce léger mouvement qui permet la perception. Une fois l'extrémité inférieure atteinte de la sorte, on palpe la face antérieure lorsque va commencer l'expiration, car c'est alors que la surface accessible est *maxima*. Les mouvements d'ascension et de descente font sentir avec netteté les irrégularités que peut présenter cette surface.

« Israël insiste sur les mouvements synchrones à ceux de la respiration. Il les a aussi constatés pendant les néphrotomies.

« Il est erroné, par conséquent, de les considérer comme caractéristiques des tumeurs du foie et de la rate.

« Par cette méthode, on peut palper le tiers inférieur ou même la moitié d'un rein normal. On sent alors un corps convexe, lisse, à bords mousses (ce qui est une différence avec le foie et la rate). Si, palpant à gauche, nous trouvons un organe à bord tranchant, nous saurons que c'est la rate que nous palpons par conséquent, trop superficiellement et trop latéralement. Souvent, à droite comme à gauche, nous ne saurons exactement ce qui appartient au foie ou à la rate et ce qui dépend du rein, que si nous réussissons (ce qui est le plus souvent possible) à introduire le bout des doigts entre les deux organes : la face palmaire touche le rein, et la face dorsale sent le foie ou la rate. Pour ces palpations subtiles, on n'arrive qu'avec le temps à une analyse exacte, en perfectionnant peu à peu cette analyse, par des explorations successives, à mesure qu'on enregistre des sensations nouvelles. »

Cette méthode a le grand avantage d'exagérer au maximun le déplacement du rein mobile, c'est surtout dans cette situation que l'on détermine le degré de déplacement transversal. M. le professeur Guyon a toujours recours au décubitus latéral pour compléter l'examen du rein mobile. Mais il est bien rare que même chez les individus à paroi flasque on puisse palper l'extrémité inférieure du rein.

La palpation rénale quelle que soit la méthode que l'on emploie n'est pas suffisante, car elle renseigne mal sur la situation exacte du rein, sur l'existence d'une légère augmentation de volume. Ces renseignements, c'est au ballottement rénal qu'il nous faut les demander.

c) **Ballottement rénal.** — Le sujet à examiner doit être placé à plat sur le bord du lit et dans le décubitus dorsal. La flexion des cuisses sur le bassin, loin d'aider aux relâchements des muscles de l'abdomen, provoque plutôt leur contraction car comme le fait remarquer M. le professeur Guyon : « Il faut avoir à faire à des malades réellement intelligents et fort attentifs pour que l'action des muscles des membres inférieurs que nécessite le maintien de la position fléchie n'éveille pas quelque synergie qui bientôt entraîne la contraction des muscles de la paroi abdominale. Quand le sujet est bien à plat et d'aplomb il n'a qu'à vouloir pour s'abandonner complètement; c'est cet abandon qui est notre garantie contre les ennemis de la palpation de l'abdomen, c'est-à-dire contre les muscles, et en particulier contre les muscles droits ». Le chirurgien se place du côté à explorer; dans aucun cas, il ne faut penser à rechercher le ballottement rénal en passant les mains par-dessus le malade.

La *main postérieure* doit être placée *à plat* sur le lit, de telle manière que l'extrémité des trois doigts du milieu se trouve exactement dans l'angle costo-vertébral. Il ne faut pas oublier de recommander au malade de se laisser reposer complètement sur cette main, car beaucoup dans la crainte de gêner le chirurgien ont plutôt tendance à se contracter légèrement. Avant de tenter toute autre manœuvre il faut bien avoir la sensation que la région lombaire repose bien à plat, en même temps que l'on s'assure de. l'absence de toute contracture de ce côté.

La *main antérieure* doit être également placée bien *à plat* de telle sorte que les doigts dirigés directement en haut puissent facilement déprimer la paroi au-dessous des fausses côtes.

Les deux mains étant ainsi bien en place, invitez le malade à respirer largement la bouche ouverte, mais doucement et sans effort, et à chaque expiration vous pourrez déprimer de plus en plus la paroi, ne perdant pas pendant l'inspiration, le terrain que vous avez gagné. C'est *l'exploration en mesure*

(Guyon). Ainsi on se met à l'abri de la contracture abdominale qui serait au contraire immédiatement réveillée par la pression brusque.

Mais c'est une grande erreur que de croire qu'il est nécessaire de déprimer fortement la paroi antérieure pour rechercher la mobilité rénale. Si nous insistons sur ce point, c'est que nous avons vu beaucoup d'élèves ne pas trouver le rein mobile parce qu'ils appuyaient trop sur la paroi abdominale. Il ne faut pas oublier en effet qu'en agissant ainsi, on s'expose à réduire le rein qui ne sera plus alors senti par le ballottement, on réveille plus facilement la contraction musculaire, et enfin on empêche le rein de descendre pendant l'inspiration. Or c'est pendant l'inspiration qu'il faut faire la manœuvre du ballottement. C'est à ce moment précis ou le rein est repoussé en bas par le diaphragme en même temps que le foie que l'on peut apercevoir la mobilité rénale. Le plus souvent il suffit de déprimer à peine la paroi, de poser simplement les doigts à plat, et vers cette main antérieure qui est à ce moment dans l'attente nous allons montrer comment elle va devenir la main intelligente analysant les sensations qui sont fournies par la main postérieure qui projette le rein vers elle.

Pour produire le *ballottement* il faut par une *flexion rapide* des doigts (la paume de la main demeurant immobile), rejeter en avant la masse sacro-lombaire et le rein sur laquelle repose cet organe. J'insiste sur ces mots *flexion des doigts*, car souvent. nous avons vu des élèves faire cette manœuvre par des mouvements de la main toute entière ; on ne peut obtenir ainsi un déplacement assez subit et assez rapide du rein. La main antérieure qui est dans l'attente perçoit alors le contact d'un corps dur. Pour s'assurer que l'on est en présence du rein mobile il suffit, au niveau même ou l'on a perçu ce contact, d'appuyer plus profondément et on s'aperçait que ce corps dur et arrondi fuit en haut sous la pression des doigts. Si à ce moment laissant la main en place on reproduit la manœuvre du ballottement, le résultat est négatif. Il n'y a donc plus de doute c'est bien un rein et un rein mobile, car on vient de faire l'épreuve et la contre-épreuve.

Avec cette méthode on peut reconnaître les plus petites pointes de néphroptose même dans le cas d'abdomen un peu volumineux et modérément tendu ; je ne parle pas bien entendu de ces ventres surchargés de graisse et d'une tension exagérée, pour lesquels toute autre méthode est aussi impuissante.

Avec la méthode du ballottement il est facile de déterminer la situation, le volume exact du rein. Il suffit d'imprimer des secousses successives à l'organe et de constater dans quelle étendue elles sont perçues par la main antérieure. On peut ainsi arriver à projeter sur la paroi le dessin de l'organe et on est ainsi bien fixé sur le volume et la situation. Dans bien des cas nous avons pu ainsi reconnaître que le rein était placé de telle sorte que son hile regardait en haut, son extrémité inférieure effleurant la ligne médiane. Pour reconnaître la consistance, la sensibilité du rein, il suffit de promener la main antérieure à la surface de l'organe soulevé et soutenu par la main postérieure. Le rein mobile, quand il est sain, n'est pas ordinairement sensible à la pression, ce qui est douloureux c'est sa réduction ; et la douleur est d'autant plus vive que la réduction est plus brusque. Cependant au moment de la menstruation, en même temps que le rein nous a paru parfois augmenté de volume, il s'est aussi parfois révélé sensible à la pression.

Il est indispensable que d'autres manœuvres complètent l'examen du rein mobile.

En mettant simplement un coussin un peu élevé sous le siège, on peut constater si le rein est spontanément réductible. On doit ensuite mettre le malade dans la position demi assise et même debout pour reconnaître le maximum du déplacement vertical. Enfin la situation dans le décubitus latéral permet de limiter d'une façon précise le déplacement transversal du rein souvent très accentué.

Le rein est en effet mobile dans trois directions différentes. On peut trouver la mobilité lombo-abdominale, abdomino-lombaire, et abdominale (Guyon).

La mobilité lombo-abdominale c'est le ballottement.

La mobilité abdomino-lombaire est le retour absolu ou relatif du rein plus ou moins déplacé vers l'abdomen, dans la région lombaire.

La mobilité abdominale appartient au rein véritablement flottant, et cette mobilité peut être à la fois verticale et transversale.

Terminons en disant que l'absence de mobilité abdomino-lombaire ne doit pas faire éliminer l'idée de tumeur du rein. Cette mobilité faisait complètement défaut dans un cas opéré par M. Guyon qui avait diagnostiqué rein mobile fixé par des adhérences, ce qui fut démontré par l'opération.

Ainsi donc par cette seule méthode de palpation bimanuelle

singulièrement complétée par le ballottement on peut faire le diagnostic des plus petits déplacements du rein et reconnaître en même temps, le volume, la consistance, la sensibilité et la situation exacte occupée par l'organe.

Complications.

Les accidents qui peuvent venir compliquer la mobilité
rénale sont encore assez nombreux, l'ictère, la pyélonéphrite,
la lithiase rénale, l'albuminurie, la pyonéphrose. Toutes ces
complications ne sont pas imputables directement au rein
mobile, d'autres conditions sont nécessaires pour qu'elles
puissent se produire, la mobilité rénale ne joue que le rôle de
cause prédisposante. Il n'en est pas de même de l'hydronéphrose que le rein mobile crée de toutes pièces.

1° L'*ictère* peut parfois être mis sur le compte de la mobilité rénale. B r o c h i n, dans la *Gazette des Hôpitaux* de 1854,
cite un cas d'ictère par compression du cholédoque par un rein
mobile. L i t t e n et S t i l l e r ont depuis appelé l'attention sur
cette coexistence de l'ictère et de la néphroptose. Nous ne
nous attarderons pas sur ce sujet, ayant déjà eu l'occasion d'en
parler aux symptômes.

2° M. P o t a i n a insisté sur les rapports du rein mobile et
de la *lithiase biliaire*. Pour cet auteur, le rein mobile est consécutif à la lithiase et il se produit alors un déplacement du
rein en antéversion. Pour W e i s h e r et R o u x de Lausanne
le rein flottant peut exercer des tractions sur le canal cystique
« par l'intermédiaire du bord droit du ligament hépato-duo-
dénal », gêner ainsi le cours de la bile et favoriser la formation
des calculs.

3ᵘ *La lithiase rénale* se rencontre assez souvent chez les personnes atteintes de rein mobile. Y a-t-il là simple coïncidence ? ou faut-il incriminer la mobilité rénale d'aider à la formation des calculs par les difficultés apportées à la circulation ? Pour Morris cette coïncidence est rare. W. Bruce Clarke dans une étude sur trente cas de rein mobile cite quatre fois la lithiase biliaire. Il rapporte entre autres une observation intéressante qui montre que la malade retira un grand bénéfice de la néphrorrhaphie au point de vue de sa lithiase urinaire. Il s'agit d'une malade de 24 ans, célibataire, qui depuis des années. éprouvait dans la région lombaire des douleurs fort aiguës. La crise aignë était limitée au côté gauche de l'abdomen et accompagnée d'une certaine sensibilité abdominale et de distension. Peu avant d'entrer dans son service elle rendit quelques calculs phosphatiques accompagnés de petites hématuries. Le rein gauche fut trouvé un peu gros. En l'incisant il s'échappa de l'urine et de la gravelle phosphatique. Pas d'osbstruction uréthrale. Le rein fut fixé en place. Trois mois après on constata la mobilité rénale également du côté droit ; néphrorrhaphie de ce côté. Depuis, l'état général est devenu excellent. Jordon, Lloyd, Howard-Marsh, Mac Cosh ont cité également quelques faits semblables, et ont montré que parfois il pouvait en résulter de grandes difficultés de diagnostic, car les phénomènes douloureux du rein mobile peuvent simuler le calcul rénal, ainsi que nous l'avons déjà dit à la symptomatologie.

4° *L'albuminurie* a été notée assez fréquemment dans la néphroptose. Hilbert sur 100 cas de rein mobile a trouvé

9 fois de petites quantités d'albumine dans les urines et cinq fois la présence d'une plus forte quantité, c'est-à-dire que dans 14 p. 100 des cas l'urine était albumineuse. Cette proportion est plus forte, dit-il, que celle observée pour toute autre maladie. L'auteur pense qu'il est autorisé à conclure que la mobilité rénale conduit à des troubles de la sécrétion du rein qui aboutissent à l'albuminurie. Tidey rapporte à ce point de vue un fait très intéressant. Un homme de 33 ans se présentait avec les symptômes suivants : dépression mentale, langueur, flatulence, urine fortement albumineuse. Le rein gauche était fortement abaissé. La question était de savoir s'il s'agissait d'un mal de Bright naissant ou d'albuminurie d'origine mécanique. Une autorité médicale de Londres en médecine rénale, se décida en faveur de la seconde hypothèse et conseilla le port d'une ceinture. Les symptômes furent améliorés, l'albumine était souvent absente des urines et l'état mental devenait meilleur. Revu trois ans plus tard, ce malade se présentait avec un état général excellent.

5° Plusieurs auteurs ont signalé *la pyonéphrose* comme complication du rein mobile : Vanneufville, Guiard et récemment M. Albarran a démontré la fréquence des *pyélonéphrites*. Mais nous croyons qu'il est utile d'insister un peu sur cette question, car pour nous le rein mobile devient véritablement un *locus minoris resistentiæ* où l'infection peut se développer quelquefois très rapidement. Le malade de l'observation I présente un grand intérêt à ce point de vue. Pendant plusieurs années ce malade a souffert assez fréquemment de crises de lumbago, puis, au mois de mars 1895, à la suite d'une grippe qui le retint plusieurs mois à la chambre, les douleurs lombaires deviennent plus vives, les urines sont uniformément troubles. On constate que le rein droit est mobile, un peu gros, douloureux. M. A l b a r r a n pratique la néphrorrhaphie ; et à la suite de cette opération, les douleurs s'atténuent, l'état général redevient meilleur, en même temps que les urines devenaient complètement claires. N'est-on pas en droit de dire que dans ce cas la pyélonéphrite avait été favorisée dans son apparition, et était entretenue par la mobilité rénale. Je citerai encore la malade de l'observation XVII, atteinte de mobilité rénale droite et latente. Cette malade est sondée pour rétention d'urine en ville ; les jours suivants les urines sont troubles, et bientôt se déclarent les signes d'une pyélonéphrite ascendante, et l'infection est telle qu'au mois de septembre l'état général de la malade est devenu très précaire. N'est-il pas permis de supposer que cette infection ascendante n'a été aussi rapide et aussi intense que grâce à la congestion que paraît entretenir la mobilité rénale. En outre de la congestion, on peut également incriminer ces petites rétentions rénales passagères (souvent causes de crises douloureuses intenses) qui favorisent singulièrement l'invasion microbienne ; et ici le rein se comporte comme la vessie, dont la meilleure condition au point de vue de l'infection est la rétention.

Depuis longtemps M. le professeur G u y o n a fait remarquer que la pyonéphrose était beaucoup plus fréquente à droite qu'à gauche. Nous nous sommes demandé si on ne pouvait pas expliquer ce fait par la mobilité rénale, également beaucoup plus fréquente du côté droit.

Nous avons réuni les différents cas de pyonéphrose opérés depuis cinq ans à la clinique des voies urinaires. Ils se décomposent ainsi :

<table>
<tr><td>*Femmes* : 15 cas.</td><td>*Hommes* : 10 cas.</td></tr>
<tr><td>14 à droite</td><td>5 à droite</td></tr>
<tr><td>1 à gauche</td><td>5 à gauche</td></tr>
</table>

Ainsi chez l'homme où le rein mobile est relativement rare la pyonéphrose se rencontre aussi bien à droite qu'à gauche ; chez la femme au contraire c'est du côté droit correspondant avec le siège habituel de la mobilité rénale que la pyonéphrose existe avec une fréquence extrême. Et nous ne pensons pas que l'on puisse incriminer ici la grossesse, car sur les 15 malades 7 étaient des nullipares.

Donc pour nous le rein mobile est une cause prédisposante très importante de la pyonéphrose. Grâce à la congestion qu'il entretient, grâce aux rétentions rénales dont il est la cause, il prépare un terrain favorable à l'invasion microbienne.

6° Avec *l'hydronéphrose* nous abordons le chapitre le plus important des complications du rein mobile. La rétention survient subitement et donne lieu à des crises particulièrement douloureuses auxquelles on a donné le nom d'*étranglement rénal*.

Subitement, à l'occasion d'une fatigue, d'un effort, quelquefois sans cause apparente, le malade ressent une douleur intense, poignante, du côté du rein. Cette douleur s'irradie souvent le long de l'uretère et simule alors la colique néphrétique, tout le côté droit est douloureux. Le visage est pâle, souvent couvert de sueurs, les traits sont tirés, le malade a des lipothymies, parfois même une syncope. La respiration est accélérée, brève, très souvent il y a des nausées et des vomissements. L'abdomen est tendu, douloureux, la sensibilité est superficielle, le malade a une sensation de distension dans le flanc. La crise dure plusieurs heures, quelquefois plusieurs jours et se termine par une émission abondante d'urine, surtout si la crise a été longue.

Cette terminaison est due à la réduction du rein dans sa loge, réduction spontanée ou facilitée par le médecin ou le malade.

Certains malades savent en effet très bien prendre la position nécessaire à la réduction du rein; les uns se couchent horizontalement le siège un peu élevé, les autres se courbent fortement en avant, et avec leurs deux poings fermés dépriment la paroi abdominale au-dessous des fausses côtes en la repoussant en haut. On ne retrouve pas toujours cette débâcle urinaire en interrogeant les malades, soit qu'elle passe inaperçue pour des personnes qui n'observent pas, soit que la crise étant de courte durée, la rétention soit elle-même très minime. Nous pensons en effet que ces crises douloureuses très passagères ne sont dues qu'à la mise en tension brusque du rein par arrêt de l'excrétion urinaire : la preuve en est que ces douleurs surviennent dans une position donnée, et disparaissent lorsque les malades ont opéré eux-mêmes la réduction de leur rein en modifiant cette position.

Quelle interprétation peut-on donner à ces faits ? Nous ne ferons ici que résumer la question très bien traitée dans la thèse de M. Navarro.

Nous ne citerons que pour mémoire la théorie de Dietl, qui un des premiers décrivit ces accidents sous le nom d'*étranglement rénal*. Pour cet auteur il s'agirait d'une migration du rein qui viendrait s'emprisonner dans le tissu cellulaire sous-péritonéal, la séreuse réagirait à son tour, et tout se bornerait à une péritonite circonscrite. Rollet soutint une théorie à peu près analogue.

Virchow remarque que l'uretère forme avec le bassinet un angle, d'où formation à ce niveau d'une valvule, cause de l'obstacle, au cours de l'urine; *c'est la théorie du clapet*. Depuis, plusieurs auteurs, Simon, Hausemann, Küster se rallièrent à cette opinion; leurs théories ne diffèrent que dans l'explication de l'origine de la valvule.

Gilewski le premier admet que l'uretère est comprimé par le rein, ce qui arrête l'excrétion urinaire. Depuis, les travaux se sont multipliés sur cette intéressante question; citons ceux de Landau, Newmann, Senator, Lindner, de MM. Terrier et Baudouin, Tuffier, Albarran.

M. Navarro a repris cette question dans sa thèse avec l'appui de preuves expérimentales. L'hydronéphrose est due à une coudure de l'uretère, et si cette coudure ne se produit pas dans tous les cas de rein mobile, ce n'est pas en raison de la plus ou moins grande fixité de l'uretère, la vraie raison est autre. « Au début, le rein descend verticalement dans un plan parallèle à la ligne para-sternale; il descend aussi loin que les organes du pédicule rénal le lui permettent. Quand les vaisseaux ne peuvent plus s'allonger, le rein ne peut plus s'abaisser; mais, comme rien ne tient autour de lui, il tourne autour de son pédicule, l'extrémité supérieure s'abaisse par son propre poids et se porte en dehors, le bord externe devenant inférieur, l'extrémité inférieure se porte nécessairement en dedans. » M. Navarro conclut que « le rein mobile ne s'accompagne de rétention d'urine que lorsqu'il est horizontal ». Mais nous avons vu que des déplacements rénaux peu accentués peuvent, dans certains cas, s'accompagner de phénomènes d'hydronéphrose intermittente. Et nous ne pouvons non plus admettre que l'hydronéphrose ne se produise que « quand les vaisseaux du rein ne peuvent plus s'allonger, le rein ne pouvant plus s'abaisser ». Ceci ferait supposer que l'hydronéphrose n'existe que dans les cas de mobilité très accentuée, alors qu'au contraire ces accidents sont surtout fréquents avec les petits déplacements; et nous avons eu la preuve que si le rein bascule, ce n'est pas toujours parce qu'il est comme suspendu à son pédicule vasculaire, car même dans le cas de petits déplacements nous avons remarqué que l'on pouvait amener le rein à la plaie avec une facilité extrême, ce qui montrait que le déplacement pouvait encore facilement s'exagérer. Si l'organe bascule ainsi en dedans dans ce cas, c'est que probablement la loge rénale ayant une étendue transversale exagérée, le rein tend, particulièrement sous l'influence de certains mouvements, à se porter en dedans par une sorte de glissement de son bord convexe au niveau de l'angle inférieur de sa loge.

Marche. Pronostic.

L'affection qui nous occupe évolue, nous l'avons vu, bien différemment selon les individus. Chez les uns elle reste latente, et mérite à peine le nom de maladie, c'est une simple anomalie. Chez les autres au contraire, c'est une affection essentiellement douloureuse à ce point qu'elle peut rendre la vie absolument intolérable. Nous ne pensons pas que la guérison spontanée par retour du rein dans sa loge puisse être fréquemment observée. Un fait certain est que le rein mobile passé 60 ans, est d'une constatation beaucoup plus rare. Nous avons examiné 35 femmes dans le service de M. Dejerine à la Salpêtrière, et nous n'avons constaté que trois cas de mobilité rénale, tous trois chez des paralytiques généraux. Comment expliquer ce fait? Par la guérison spontanée du rein mobile, ou par la disparition des néphroptoses ? Nous croyons plutôt à la seconde hypothèse, car nous avons vu que les complications du rein mobile ne sont pas négligeables, ce qui pour nous rend le pronostic beaucoup moins bénin que ne le disait Trousseau. « Le pronostic du rein déplacé n'a vraiment pas de gravité : il ne devient grave que par les erreurs auxquelles il peut donner naissance et le traitement erroné qui en découle, traitement ordinairement d'autant plus actif que le médecin est moins convaincu ». Si le pronostic de

Trousseau peut s'appliquer aux reins mobiles latents, bien souvent il n'en est pas ainsi. Un rein mobile douloureux rend la vie bien pénible, tout travail impossible, et devient alors une affection sérieuse justiciable d'une intervention.

Diagnostic.

La mobilité rénale n'étant pas une affection aussi négligeable que l'ont écrit certains auteurs, il est important non seulement de savoir en bien préciser le diagnostic mais aussi de penser à déceler le rein mobile dans certains cas à symptômes obscurs. En effet, si souvent le diagnostic est facile, à cause de l'ensemble des troubles nerveux et digestifs qui se rencontrent chez les malades, à cause des douleurs lombaires avec crises très accentuées qui existent souvent et éveillent l'attention du médecin du côté du rein ; d'autres fois au contraire, les symptômes douloureux rénaux sont de peu d'importance à côté des autres symptômes qui prédominent et tendent à effacer complètement les premiers. C'est dans ce cas qu'il faut savoir déceler la maladie en pensant à l'exploration rénale. Et cette exploration c'est par la méthode du ballottement qu'il faut la pratiquer si l'on veut avoir les plus grandes chances d'éviter les causes d'erreur.

Nombreuses sont les affections qui peuvent tromper le médecin qui ne pense pas à pratiquer l'exploration rénale.

Les crises douloureuses peuvent simuler à s'y méprendre la colique néphrétique, car c'est parfois la même douleur avec irradiations sur le trajet de l'uretère, irradiations vers les organes génitaux externes, vers les membres inférieurs ; c'est aussi la même sensibilité superficielle de l'abdomen. Il ne faut pas du reste oublier que la lithiase urinaire peut coïncider avec le rein mobile. Et le diagnostic est d'autant plus difficile pour celui qui n'est pas exercé à la pratique de l'exploration rénale, que dans ces cas il s'agit presque toujours de petits déplacements et non pas de reins véritablement flottants. Une observation de Chaput citée dans la thèse de Récamier est intéressante à ce point de vue. Elle prouve encore une fois ce que nous avons déjà dit, que les malades qui souffrent de mobilité rénale, sont surtout ceux chez lesquels la mobilité transversale est accentuée. Les seuls signes présentés par le malade étaient des douleurs lombaires persistantes et des coliques néphrétiques. L'examen des urines ne révéla rien d'anormal, ni sang, ni pus, ni albumine, ni calculs, ni sels en trop grande proportion. L'examen pratiqué sous le chloroforme révéla l'existence d'un rein mobile dans tous les sens et surtout transversalement. L'incision lombaire fut faite, on ne trouva pas trace de calculs, et le rein fut fixé. Nous avons déjà rapporté une observation à peu près semblable de W. Bruce Clarke, dans laquelle il est dit que le rein mobile avait absolument simulé le calcul rénal. D'autres fois les douleurs dues à la mobilité rénale avaient fait penser à la colique hépatique.

Que de malades sont traités pour gastrites, pour gastralgies chez lesquelles la cause première de tout le mal est en réalité la mobilité rénale. Nous avons vu que les crises gastralgiques pouvaient parfois absolument simuler celles des tabétiques. Et ces malades peuvent présenter un aspect tel

que le médecin peut être porté vers le diagnostic d'ulcère rond,
de cancer de l'estomac. Et cependant dans ce cas, il est d'importance capitale de déceler la mobilité rénale, car c'est surtout
contre ces accidents douloureux que l'immobilisation du rein
est toute puissante. De même que ce n'est souvent qu'en
pensant au cancer du rectum que le médecin arrive à véritablement toucher du doigt le mal qui a pu longtemps passer
inaperçu, de même aussi dans beaucoup de cas ce n'est qu'en
songeant à la possibilité de la mobilité rénale que le médecin
arrive au diagnostic par la palpation de la région lombaire.

Mais l'exploration rénale a été aussi parfois la cause d'erreurs de diagnostic. Une observation de Billroth citée par
Brodeur montre que le rein mobile fut pris pour un cancer
du pylore. A la société médicale des hôpitaux M. Le Gendre
a rapporté une observation semblable. Une malade lui fut
renvoyée avec le diagnostic cancer du pylore parce qu'elle
présentait des vomissements alimentaires incoercibles, un amaigrissement considérable et une tumeur perceptible dans l'hypochondre droit près de l'orifice pylorique. Cette tumeur n'était
autre qu'un rein mobile dont la réduction amena la guérison.

Le rein mobile a été auss confondu avec la vésicule
biliaire dilatée. M. Rendu a rapporté l'observation d'une
malade souffrant depuis des années de crises gastralgiques
très douloureuses chez laquelle on constata, coïncidant avec
un ictère, la présence d'une tumeur qui fut prise pour la vésicule bilaire dilatée, tendue et douloureuse. On avait même
décidé l'opération de la cholécystotomie, quand une exploration plus attentive fit reconnaître que cette tumeur n'était

autre que l'extrémité inférieure du rein déplacé. Le rein réduit, les crises douloureuses cessèrent quelques jours après comme par enchantement; et cette malade qui avait souffert pendant des années, revue six mois après présentait un état général excellent.

Harvey Reed qui fait remarquer que « le diagnostic de mobilité rénale n'est souvent pas fait, à moins que le malade ait la chance de tomber sur un médecin expérimenté à cet égard » insiste également sur l'erreur de diagnostic avec vésicule biliaire dilatée et douloureuse.

L'existence d'un lobe anormal du foie a pu, dans certains cas, rendre le diagnostic plus difficile. Il en était ainsi chez une malade, dans une observation rapportée par Pichevin. On avait fait le diagnostic de rein mobile; on trouva inséré sur la face inférieure du foie un lobe long de 20 centim., large de 10 centim., qui gagnait de suite la région postérieure. Il en était de même pour une malade examinée et opérée par M. Albarran. L'examen avait fait constater l'existence d'un rein mobile et, en avant de lui, la présence d'une tumeur mollasse également mobile. A l'opération, on constata que cette tumeur était constituée par une lame hépatique, derrière laquelle se cachait le rein quand on le refoulait sous les côtes.

Signalons aussi que le rein mobile a été confondu avec le kyste de l'ovaire, avec le fibro-myôme utérin, les tumeurs du mésentère ou des ganglions mésentériques, la tumeur stercorale. Enfin Bruhl rapporte que la mobilité rénale aurait été prise par certaines malades pour des mouvements fœtaux, surtout dans le cas de grossesse nerveuse.

Mais toutes ces erreurs de diagnostic n'y a-t-il pas moyen de les éviter ? A cette question, nous répondons affirmativement, si pour explorer le rein on emploie la *méthode du ballottement* pratiqué suivant les règles. Pour que le ballottement ait une valeur au point de vue diagnostic, il faut que les doigts de la main postérieure soient bien placés dans l'angle costovertébral, car c'est là que le rein a son maximum de contact lombaire, et si, dans des cas exceptionnels tels que ceux cités par MM. Albarran et Tuffier à la Société anatomique, le ballottement a pu induire en erreur sur le siège de la tumeur, ces exceptions ne font que montrer la grande valeur de ce signe du ballottement, car l'autopsie dans un cas, l'opération dans l'autre, ont démontré que ces tumeurs avaient un contact lombaire au niveau de l'angle costo-vertébral. Mais pour diagnostiquer le rein mobile, il ne suffit pas de trouver la mobilité lombo-abdominale, il faut également trouver de la mobilité soit dans le sens vertical, soit dans le sens transversal. Et même, dans le cas de rein véritablement flottant, cette méthode conserve toute sa valeur, car il est presque toujours facile de ramener le rein vers sa loge, de faire reprendre à la tumeur le contact lombaire et c'est là qu'il faut alors rechercher le ballottement.

Quand on a fait le diagnostic de mobilité rénale, il faut de plus rechercher dans quel sens se fait le déplacement.

D'une façon générale, le déplacement est vertical, ou vertical et transversal. Nous avons vu comment il fallait faire varier la situation dans laquelle on examine le malade pour reconnaître ces variétés de déplacement. Nous avons insisté déjà sur l'importance qu'il y a à reconnaître le déplacement transversal, car ce sont de beaucoup les plus douloureux. Le décubitus latéral est la meilleure position à donner au malade pour fixer le maximum de ce déplacement. Dans le cas de déplacement transversal, le rein est presque toujours dans la situation suivante : bord inférieur devient plus ou moins horizontal et regarde en bas, l'extrémité inférieure se rapproche de la ligne médiane. On a signalé d'autres variétés dans la situation anormale du rein. M. Potain a insisté sur la fréquence du déplacement en antéversion. M. Albarran au Congrès de chirurgie de 1893, a rapporté l'observation d'une malade à laquelle il avait fait une néphrorrhaphie et chez laquelle il avait trouvé le rein en rétroversion, l'extrémité supérieure étant en arrière, l'inférieure en avant. M. Walther a cité le cas intéressant d'un rein en antéflexion chez une malade ayant déjà subi la néphropexie, le rein n'avait été bien fixé que par son extrémité inférieure, de telle sorte que l'extrémité supérieure libre avait basculé en avant déterminant une flexion assez accentuée de l'organe.

On doit aussi déterminer exactement le degré de déplacement. Nous croyons qu'avec M. Glenard on peut admettre quatre degrés de mobilité rénale.

PREMIER DEGRÉ. — On ne sent que l'extrémité inférieure, c'est la pointe de néphroptose.

DEUXIÈME DEGRÉ. — On perçoit une plus ou moins grande étendue de la surface du rein.

TROISIÈME DEGRÉ. — On sent l'extrémité supérieure que l'on dépasse.

QUATRIÈME DEGRÉ. — Le rein libre dans la cavité abdominale est véritablement flottant.

Quand à pouvoir diagnostiquer l'existence ou la non existence d'un mésonéphron, cela est absolument impossible ainsi que l'admettent tous les auteurs. C'est du reste une anomalie tout à fait exceptionnelle.

Il faudra s'assurer aussi si le rein est ou n'est pas sensible à la pression (le rein normal est insensible à la pression); rechercher s'il y a une augmentation de volume, un changement de consistance et enfin penser aux complications dont nous avons parlé plus haut, et dont la mobilité rénale peut être la cause

Indications thérapeutiques.

Le rein mobile est une affection d'une certaine gravité, Affection grave car elle est souvent douloureuse au point de rendre la vie insupportable ; affection grave car il faut compter avec ses complications. La mobilité favorise l'apparition de l'albumine, de la gravelle ; la mobilité peut être la cause de l'hydronéphrose et enfin met l'organe dans un état de moindre résistance, favorisant ainsi le développement de la pyélonéphrite et de la pyonéphrose. Le rein mobile est donc une maladie qui jamais ne doit rester sans traitement.

Le massage a été préconisé par Kumpf qui prétendait obtenir la guérison de la mobilité rénale en amenant par cette méthode la *rétraction* du péritoine. Le massage ne peut que donner plus de tonicité aux tissus, ce n'est qu'une méthode adjuvante dans le cas de flaccidité des parois abdominales.

En réalité, on ne peut obtenir la réduction et l'immobilité du rein que par deux méthodes ; l'orthopédie d'une part, l'intervention sanglante d'autre part.

La ceinture, pour avoir une action salutaire contre la mobilité rénale, doit avant tout être bien appropriée au malade et à chaque cas particulier de néphroptose. Avant de trouver une bonne ceinture et surtout une bonne pelote, il faut faire souvent de nombreux essais.

La néphorrhaphie est aujourd'hui une opération bien réglée, d'une exécution facile et d'un pronostic bénin. M. Albarran a réuni 374 cas de néphropexie avec 7 cas de mort, dont 4 seulement sont imputables à l'opération, ce qui ne donne guère qu'une proportion de 1 p. 100 de mortalité. Et encore, dans 3 de ces 4 cas de mort, il s'agit de complications infectieuses qui auraient pu être évitées. Aussi, l'auteur conclut-il en disant : « que la néphrorrhaphie peut soutenir la comparaison avec les opérations les plus bénignes de la chirurgie ». Cependant il nous faut signaler ici que, chez les malades hystériques ou fortement neurasthéniques, on peut voir survenir des accidents inquiétants après la néphorrhaphie. Telle la malade signalée par M. Albarran, qui présenta des vomissements incoërcibles, le facies grippé, le pouls petit, rapide, tous accidents qui disparurent subitement sous l'influence de l'ingestion d'un grog très chaud. Telle encore la malade de l'observation II, chez laquelle les mêmes accidents post-opératoires cédèrent à un verre de café très chaud. Nous avons tenu à signaler ces faits pour montrer que, chez ces malades, la néphorrhaphie doit être pratiquée avec moins d'enthousiasme.

De ces deux méthodes, orthopédie ou intervention sanglante, à laquelle doit-on avoir recours ? Bien divergentes sont les opinions des auteurs sur ce sujet.

Israël prêche l'abstention ainsi que le démontre bien sa statistique qui ne comporte que quatre néphrorrhaphies, il n'admet l'intervention que dans le cas d'hydronéphrose intermittente.

Pour Herczel, il ne faut opérer que quand le rein mobile est sain et que le massage et les bandages sont restés sans résultat.

Neumann résume ainsi son opinion :

1° Tout rein flottant avec un léger degré de mobilité ne causant pas de gêne et n'étant constaté que par hasard, peut rester sans traitement. Les bandages sont utiles en pareil cas.

2° La néphrorrhaphie est indiquée chaque fois que le rein est très mobile et quand même le traitement palliatif aurait paru avoir quelque succès.

3° Quand la néphrorrhaphie échoue, il ne faut pas hésiter à la refaire quand le rein est redevenu mobile ; dans le cas contraire, on fera la néphrectomie.

Greig Smith ne trouve la néphrorrhaphie indiquée que quand il survient de graves désordres menaçant sérieusement la santé.

D'après M. Tuffier, l'opération ne doit être pratiquée que quand la mobilité rénale est nettement la cause des accidents douloureux et quand le port d'un appareil prothétique ne calme pas les douleurs.

M. Albarran résume ainsi les indications opératoires.

1° Opérer tous les reins mobiles atteints d'autres maladies, en appropriant l'opération aux diverses circonstances :

2° Lors d'accidents mécaniques ou douloureux, essayer le bandage. Si les accidents disparaissent par l'appareil orthopédique, donner au malade le choix entre l'opération et la ceinture. Si le bandage ne donne pas un résultat complet, opérer.

3° Dans les accidents de névrose hystérique ou neurasthénique, essayer le bandage et n'opérer que lorsque celui-ci ne donne pas de résultats ;

4° Dans les cas d'entéroptose, s'en tenir à la ceinture et n'opérer que si le rein mobile détermine par lui-même des accidents sérieux au-dessus des ressources de l'orthopédie. Même après l'opération, il faudra, dans ces cas, conseiller le port d'une ceinture.

5° Lorsqu'un rein mobile ne détermine pas d'accidents, conseiller le port d'une ceinture.

Ainsi donc bien différentes sont les opinions, les uns n'opérant presque jamais, les indications opératoires étant au contraire très étendues pour les autres.

Il nous faut d'abord examiner si les différents troubles observés chez les néphroptosés sont susceptibles de guérir par la néphrorrhaphie, et ensuite, si avec l'orthopédie on peut obtenir les mêmes résultats.

Quand les douleurs sont localisées au niveau du rein, quand ces douleurs surviennent par crises à l'occasion de la fatigue, de certains mouvements, et sont au contraire calmées par le repos, il n'est pas douteux qu'une bonne immobilisation du rein par la néphropexie ne donne de bons résultats.

Si on est en présence d'un neurasthénique, d'une hystérique, la question est plus difficile à résoudre. Il faut avant tout bien examiner quelle relation il peut y avoir entre ces états névropathiques et le rein mobile, voir s'ils ont pris naissance avec la mobilité rénale, s'ils sont exagérés par elle. La malade de l'observation II devient hystérique à la suite de crises douloureuses occasionnées par le rein mobile. Dans ces cas, la néphropexie peut sinon amener la guérison, du moins une grande amélioration. Et cette amélioration suffit pour tenter la néphrorrhaphie à ceux qui ont vu l'état précaire de ces néphroptosés dont la vie n'est qu'un martyr quelquefois depuis des années.

Les troubles digestifs eux-mêmes sont bien souvent sous la dépendance de la mobilité rénale, et les malades affirment qu'ils digèrent beaucoup mieux quand ils ne souffrent pas de leur rein. Quant aux grandes crises gastralgiques, elles disparaîtront sûrement par la néphropexie.

Quand il y a une lésion rénale concomitante telle l'hydronéphrose, la pyonéphrose, la fixation du rein seule peut donner un résultat satisfaisant.

La ceinture au contraire dans la plupart de ces cas ne peut en général assez bien immobiliser le rein pour amener une amélioration suffisante. Là ou l'orthopédie peut être employée c'est quand le rein mobile est peu douloureux, quand les symptômes sont peu accentués. Car nous avons remarqué que souvent cette ceinture est mal supportée dans le cas de rein mobile très douloureux, et chez les sujets nerveux elle n'est presque jamais tolérée. De plus on obtient difficilement l'immobilité du rein avec ces appareils orthopédiques, et nous ajouterons que l'on ne l'obtient jamais chez les personnes obligées de faire des travaux un peu pénibles. Quand, au contraire il existe un rein mobile, et que les symptômes observés ne paraissent être guère influencés par la mobilité rénale c'est à la ceinture que l'on doit avoir recours, c'est encore à la ceinture que l'on doit avoir recours dans la plus part des cas de coïncidence de l'entéroptose avec la néphroptose.

Étant donné que la néphropexie peut être regardée comme une opération bénigne elle nous paraît avoir l'immense avantage de pouvoir seule donner l'immobilité suffisante du rein pour permettre d'espérer dans beaucoup de cas la guérison ou au moins une grande amélioration.

Nous concluons en disant :

1° La ceinture est indiquée :

Dans les cas de reins mobiles latents ;

Presque toujours quand il y a entéroptose concomitante.

2° En toute autre circonstance, préférer la néphropexie, lorsque, bien entendu on a pu établir le lien qui existe entre la mobilité rénale et les phénomènes observés.

3° Chez les neurasthéniques et les hystériques, le chirurgien, songeant aux accidents fâcheux qui peuvent survenir chez ces névropathes après la néphrorrhaphie, devra porter un pronostic opératoire moins bénin.

OBSERVATIONS

Observation I (personnelle). — *Rein mobile droit. Pyélite.
Néphropexie. Amélioration.*

André B..., ciseleur, 57 ans, entré le 10 juin 1895, salle Velpeau, n° 15, hôpital Necker, service du professeur Guyon.

Antécédents héréditaires. — Père mort d'affection urinaire.

Mère morte d'épithélioma utérin.

Deux frères bien portants.

Une sœur morte à 33 ans d'épithélioma utérin.

Antécédents personnels. — De 35 à 40 ans, crises fréquentes de lumbago. Toujours bien portant, jamais de blennorrhagie.

Aucune maladie à signaler.

Au mois de janvier 1894, attaque de grippe bien caractérisée. A gardé la chambre pendant quinze jours. Durant toute l'année 1894, il persiste seulement une faiblesse générale. Janvier 1895. Nouvelle attaque de grippe ; température peu élevée ; cette fois, les *douleurs lombaires sont très accusées.*

Reste couché onze jours. Reprend son travail, quoique faible. Avril 1895. Vient consulter à la salle de la Terrasse, se plaint de souffrir dans l'intérieur du canal, particulièrement au bout de la verge, au commencement et à la fin de la miction. A ce moment, fréquence de la miction, la nuit, huit à dix fois ; le jour, toutes les deux heures à deux heures et demie. *Urines troubles.* A la suite de l'examen pendant lequel il aurait saigné d'une façon assez notable, il a une rétention d'urine pendant trois jours complets. Température 40°, après plusieurs tentatives faites par un médecin en ville, le cathétérisme peut être pratiqué. Le malade n'a pas remarqué la quantité d'urine retirée. Après le cathétérisme, les accidents aigus ont disparu. Mais le malade continuait à souffrir de la région lombaire. Il y avait des douleurs aiguës, surtout à l'occasion des mouvements. Le malade dit que certains jours les urines étaient très claires, certains autres assez troubles.

Revient consulter à la Terrasse au mois de mai 1894. On fait le diagnostic de pyélite et on ordonne des frictions d'alcool camphré, d'essence de térébenthine et de chloroforme. Lotions froides. Suit ce traitement pendant trois semaines et ressent une légère amélioration.

Au mois de juin, entre dans le service, salle Velpeau, lit n° 15. On constate que le malade se plaint beaucoup de douleurs lombaires survenant surtout à l'occasion des mouvements. Le malade est habituellement dans le décubitus latéral droit ; aucun trouble gastrique, ni intestinal. Le malade est très nerveux, très impressionnable. On constate que les urines sont troubles, avec un léger dépôt au fond du vase ; la partie surnageant reste trouble.

On constate que le rein droit est mobile (deuxième degré).

L'extrémité inférieure du rein basculée en dedans et près de l'ombilic.

Dans le décubitus latéral gauche, la situation du rein est la même. Le rein est réductible. Pas de douleurs à la pression.

Pas de douleurs ni de fréquence de la miction. Polyurie variant de deux à trois litres.

Examen bactériologique. — Négatif au point de vue du bacille de Koch. Le malade est opéré le 3 juillet. Néphropexie par M. Albarran.

Opération. — Chloroforme. Incision à 8 centim. de la ligne médiane sur le bord de la masse sacro-lombaire parallèle à ce bord. Commençant en haut sur la onzième côte, la douzième côte étant courte n'est pas sentie, en bas se prolonge en se recourbant légèrement jusqu'à la crête iliaque. Petite ouverture faite à la plèvre en décollant en haut avec les doigts ; deux fils de catgut sur la fistule.

Fascia rétro-rénal est très épais, lisse ; ouverture, puis déchirure de ce fascia. Graisse périrénale abondante.

L'extrémité inférieure de ce rein est difficile à atteindre, car elle est dirigée très en dedans, le rein est basculé, son bord convexe est presque horizontal ; 3 fils doubles intraparenchymateux, extrémité supérieure, partie moyenne extrémité inférieure. Les fils sont fixés à la paroi lombaire, la douzième côte étant courte et la onzième trop haute ne pouvant servir de point d'appui.

Après l'opération, douleurs abdominales, généralisées, très vives. Vomissements seulement le deuxième jour pendant vingt-quatre heures, de couleur verdâtre. Léger degré de prostration. Yeux un peu cernés. On prescrit du champagne frappé.

Amélioration le quatrième jour.

Huitième jour, pansement. État local excellent.

Reste couché pendant vingt-neuf jours.

Le malade a continué à souffrir un peu des reins pendant deux mois. Huit jours après l'opération, les urines étaient complètement claires et sont restées telles depuis. État général bon.

18 janvier 1896. Revient consulter. Entre salle Velpeau, lit n° 3. Douleurs lombaires, douleurs dans la fosse iliaque droite.

Douleurs en urinant depuis huit jours au début et pendant la miction, pas de douleurs à la fin. Urines troubles, sirop d'orgeat. Le rein est resté fixé, pas douloureux, pas gros. Douleurs légères au niveau de l'uretère.

Canal libre. Vessie un peu sensible au contact. Sensible à la distension, 200 grammes. Prostate normale, vésicules normales.

L'appétit est disparu depuis quinze jours, ne prend que du lait, le malade qui avait repris beaucoup après la néphrorrhaphie, a de nouveau maigri. Malade très nerveux, pleure comme une jeune fille en racontant ses souffrances.

Après quelques jours de repos, les urines deviennent claires et l'état général s'améliore.

Observation II (personnelle). — *Rein mobile droit. Crises d'hy-dronéphrose. Néphropexie.*

La nommé G..., Marie, couturière, âgée de 34 ans, entrée le 31 octobre 1895 à l'hôpital Necker, salle Laugier, n° 25, service de M. le professeur Guyon.

Antécédents héréditaires. — Père et mère inconnus.

Antécédents personnels. — Aucune maladie dans son jeune âge. Réglée à 16 ans et demi, facilement. Depuis, menstruation régulière. A 21 ans, a été soignée à l'hôpital Laënnec, probablement pour fièvre muqueuse. Mariée à 23 ans. La malade n'a jamais eu *ni enfant, ni fausse couche;* à 25 ans, métrorrhagies peu abondantes survenant surtout après les rapports sexuels. Douleurs sourdes continuelles dans le bas-ventre. Leucorrhée abondante.

En 1891, les métrorrhagies ayant augmenté, les douleurs étant devenues très vives, la malade entre à l'hôpital Saint-Louis, dans le service du Dr Péan.

On pratiqua l'*hystérectomie.* Les suites opératoires furent très bonnes.

Cependant la malade resta dix-huit mois couchée. Peu de jours après l'opération, elle ressentit dans le côté droit de vives douleurs qu'elle n'avait jamais éprouvées auparavant. Quand elle se leva elle fut encore six mois avant de pouvoir travailler. Elle ne pouvait se redresser sans ressentir de vives douleurs.

Depuis, les douleurs n'ont jamais disparu. De temps à autre, elle souffrait de coliques très vives qui duraient deux ou trois jours. Pendant ce temps, les mictions étaient irrégulières, tantôt elle restait plusieurs heures sans uriner, d'autres fois elle urinait trois ou quatre fois dans une heure. Souvent il ne s'écoulait aucune goutte d'urine. Elle souffrait aussi de ténesme rectal.

Parfois, surtout quand elle avait beaucoup fatigué dans la journée, au moment de se mettre au lit, elle était prise de coliques atroces. La malade se tordait véritablement tant la douleur était vive. Elle éprouvait des sensations d'étouffement, des nausées suivies de vomissements glaireux ; puis au bout d'une heure environ, une émission d'urine, normale comme quantité, la soulageait et tout se dissipait.

Du reste la malade, pour se soulager, appuyait avec ses deux poings sur son hypochondre droit en refoulant fortement la paroi de bas en haut en même temps qu'elle se courbait en deux et s'inclinait sur le côté droit.

Souvent, dit-elle, se trouvant en société elle était prise d'un besoin impérieux d'uriner, elle se retirait alors un instant, appuyait sur son rein et tout cessait.

État actuel. — Les douleurs plus ou moins vives sont continuelles. Elles ne disparaissent complètement que quand la malade est couchée sur le ventre, le décubitus dorsal la fait souffrir. Elle se plaint aussi beaucoup de névralgies sus-orbitaires, temporales. Elle ressent, dit-elle, de très vives douleurs au niveau de la nuque. A ce niveau, on voit plusieurs taches rouges qui, par instants, deviennent tellement turgescentes que souvent, au dire de la malade, elles ont été prises pour des envies ; elles n'existaient que depuis l'hystérectomie.

Avant l'hystérectomie elle était d'un caractère doux très calme. Depuis elle est devenue plus irritable, nerveuse, elle n'a jamais eu de crise de nerfs. Le bromure qu'elle a pris pendant longtemps l'a, dit-elle, beaucoup améliorée.

La sensibilité est plus faible sur les membres du côté gauche. Sur le dos du pied existe même un espace où la sensibilité à la piqûre est très émoussée. Le réflexe pharyngien est normal. Le champ visuel est normal.

Les digestions sont très pénibles, sensation de pesanteur, étouffements, renvois. Il se produit des pituites glaireuses à n'importe quelle heure de la journée. Parfois légères crises de diarrhée.

Ces troubles sont surtout accusés quand elle souffre beaucoup. Quand par hasard elle ne souffre pas, les digestions se font assez facilement.Depuis 1891, la malade a maigri, son poids de 129 livres est tombé à 104 livres.

Urines : claires, réaction neutre, pas de dépôt.

La paroi abdominale est ferme mais souple. Il n'y a pas de dilatation de l'estomac. Quelques gargouillements dans l'intestin. Les fausses côtes descendent très bas, le sillon costo-iliaque est très étroit. Quand on appuie dans l'angle costo-vertébral, on réveille une très vive douleur.

Le ballottement est difficile à obtenir, la douleur très vive en arrière amenant la contraction musculaire aussitôt que l'on imprime la plus légère secousse à ce niveau.

Le rein a basculé, son *extrémité inférieure est située très en dedans*, déplacement surtout accentué dans le décubitus sur le côté gauche : cette extremité affleure alors l'ombilic.

Le rein est douloureux un peu quand on le presse, beaucoup quand on le réduit brusquement.

Le rein gauche n'est pas senti.

Décubitus dorsal, tête sur un oreiller :

La respiration mobilise le rein qui dépasse les côtes de ses 2/3 inférieurs.

La pression est douloureuse, soit la pression directe, soit la pression pour chasser le rein dans sa loge. Dans les grandes inspirations, le déplacement augmente et le rein tend à se rapprocher de l'ombilic par son extrémité inférieure.

Décubitus latéral gauche :

Le rein ne se dégage pas spontanément de l'hypochondre, d'où il est chassé seulement par les fortes inspirations. Le rein vient alors toucher l'ombilic par son extrémité inférieure (premières minutes de l'observation). Au bout de quelque temps, le rein reste dégagé complètement sans l'intermédiaire des respirations, l'extrémité inférieure étant en dehors de l'ombilic en bas et à droite.

Toucher rectal :

Cicatrice vaginale peu facile à sentir.

Endoscopie :

Écoulement urétéral normal, absolument semblable des deux côtés.

Examen des urines : Parfaitement claires. Rien d'anormal.

Crises de rétention :

La malade semble avoir eu des crises de rétention rénale assez fréquentes, mais brèves et courtes, arrivant surtout après les fatigues, les marches.

Pendant la crise, la malade souffre beaucoup plus que d'habitude de la région lombaire. En même temps elle éprouve des envies fréquentes d'uriner. Même en sortant d'uriner, elle en éprouve encore le besoin.

Après la crise, la malade urine beaucoup. Pendant une heure, elle urine trois ou quatre fois. A chaque fois elle remplit la moitié de son vase (qui contient un peu moins d'un litre).

La dernière a eu lieu le 6. Ce jour-là, douleurs lombaires gauches violentes avec besoin fréquent d'uriner. Le 7, à 9 heures, elle urine trois fois pendant 3/4 d'heure ou 1 heure, et à chaque fois 3 à 400 grammes d'urine.

Le 20 novembre, M. le Dr Albarran pratique la néphropexie.

Incision sur le bord externe de la masse sacro-lombaire, commençant sur la douzième côte et se recourbant en avant au niveau de la crête iliaque. La capsule adipeuse mise à nu et déchirée, le rein repoussé par la pression abdominale faite par un aide est facilement atteint et attiré surtout en ayant soin de maintenir la capsule adipeuse à l'extérieur avec des pinces. On passe dans l'intérieur du parenchyme, à 1 centimètre de profondeur, trois fils doubles de catgut qui sont suturés d'autre part au cartilage de la douzième côle et aux lèvres de la plaie musculaire. *Résection de l'excédent de capsule adipeuse*, et suture de cette capsule en bas aux lèvres de la plaie musculaire avec un fil de catgut. Suture musculaire et suture cutanée.

Petit drain au niveau de l'angle inférieur de la plaie.

Le 25. 1er pansement. On enlève le drain.

Le 28. 2e pansement. Réunion complète par première intention.

Suites opératoires. — Pendant trois jours, vomissements incoercibles, verdâtres. Douleurs lombaires et abdominales très vives. Forte céphalalgie, le teint est pâle, les yeux se creusent, sont très cernés. On croirait à l'existence d'une péritonite.

On fait des injections de sérum artificiel, de caféine. L'état reste le même.

Le troisième jour on donne à boire à la malade un verre de café très chaud, aussitôt les vomissements s'atténuent, les douleurs sont moins vives, et le lendemain matin, tout était rentré dans l'ordre.

La température la plus élevée n'a été que 38°.

Cette observation est intéressante à plusieurs points de vue. Les douleurs du rein mobile apparaissent après l'hystérectomie, et à ce moment apparaissent également des signes d'hystérie. La mobilité rénale donne lieu à des crises d'hydronéphrose intermittente. La malade, revue le 6 janvier, a encore des douleurs lombaires, mais n'a plus de crises d'hydronéphrose. L'appétit est bon, les digestions sont faciles.

OBSERVATION III (personnelle). — *Hystérectomie. Rein mobile droit.*

La nommée Élisa A..., cuisinière, âgée de 28 ans, entrée le

30 octobre 1895, à l'hôpital Necker, salle Laugier, n° 2, service de M. le professeur Guyon.

Antécédents héréditaires. — Père mort à 86 ans, d'une fluxion de poitrine. Mère morte à 55 ans, d'une congestion.

Antécédents personnels. — A l'âge de 2 ans, variole et rougeole. Réglée à 12 ans et demi avec difficultés. Depuis lors, règles régulières, mais difficiles.

Mariée à 15 ans et demi. Un enfant à 17 ans (application du forceps). Suites de couches bonnes. Un deuxième enfant vers 18 ans (couches et suites bonnes). Un troisième enfant à 19 ans. Un quatrième à 20 ans. Un cinquième à 27 ans.

A la suite de cette dernière couche, pertes blanches accompagnées de douleurs de plus en plus violentes de chaque côté de l'abdomen. En même temps, la malade se plaint de douleurs du côté des reins et surtout du rein droit.

État actuel. — Les douleurs de l'abdomen augmentent de plus en plus, la malade entre à l'hôpital Necker. En entrant, la malade présentait au côté gauche de l'abdomen une tumeur.

L'abdomen est sensible au toucher. On réveille la douleur, surtout à gauche, au niveau des annexes, l'utérus est également douloureux.

Au toucher : Le col est légèrement entr'ouvert. Le corps est un peu déplacé vers la droite. Les mouvements imprimés à l'utérus sont très douloureux.

Dans le cul-de-sac gauche, on sent une tumeur rénitente un peu douloureuse que l'on peut facilement limiter en combinant le palper au toucher, du volume d'une orange. Une ponction avec la seringue de Pravaz, pratiquée dans cette tumeur par le vagin, donne issue à un liquide clair, un peu teinté de sang.

On trouve du côté droit un rein mobile au troisième degré. De temps à autre, la malade dit avoir eu des douleurs dans la région lombaire après des fatigues, mais il n'y a jamais eu de véritables crises douloureuses.

Le 21 octobre. La malade se plaint beaucoup de souffrir à droite.

Au toucher, on constate une tumeur dure très douloureuse, collée contre l'utérus, l'utérus est entièrement immobilisé.

Le 22. *Hystérectomie*, rendue très pénible par l'immobilité utérine ; l'utérus, qui ne peut être abaissé, se déchire facilement.

Pendant l'opération, ouverture de deux poches.

Le 25. On enlève les pinces.

Quelques jours après l'opération, alors que les suites de l'hystérectomie sont finies, la malade se plaint de douleurs très vives dans la région lombaire, ces douleurs surviennent par crises. A la suite de ces crises, on constate de la polyurie : 3 litres.

EXAMEN DU REIN DROIT. — I. *Mobilité.* — Verticale : décubitus dorsal sans coussin : rein totalement descendu ; réintégré complètement par la pression ; décubitus dorsal avec coussin : le rein ne rentre pas complètement.

Transversale : décubitus latéral gauche ; presque nulle ; pas de basculement.

II. *Douleur.* — 1° A la pression : peu vive. Ce matin, M. G u y o n ne l'a pas trouvée exagérée ; 2° aux mouvements : à la réintégration : peu de douleur, sauf pendant la pression directe qui est nécessaire à sa rentrée. Dans les mouvements que fait la malade dans son lit, pas de douleur, malgré la mobilité rénale verticale qu'ils déterminent.

III. *Volume.* — Non augmenté. Décubitus latéral droit seul possible sans douleur depuis quelques jours, c'est-à-dire depuis qu'elle se plaint de son rein droit.

Troubles digestifs. — Bon appétit. Digestions faciles. Constipation presque continuelle. Eventration. Enteroptose.

Troubles nerveux. — Très nerveux. Crises hystériformes. Pas d'anesthésie pharyngée.

N. B. — Pourquoi, après l'hystérectomie, le rein devient-il si souvent douloureux, alors qu'il n'y avait eu aucune crise antérieure semblable ?

Nous ne croyons pas qu'il y ait eu ici une véritable crise d'hydronéphrose. Nous sommes en présence d'une femme sinon franchement hystérique, du moins très nerveuse, il n'est pas étonnant qu'après l'hystérectomie, les phénomèmes nerveux se soient reportés sur un autre organe, et si la malade a reporté ses douleurs du côté du rein, il y a plutôt dans ce cas de véritables phénomènes de suggestion dus à ce que cette malade a été mise au courant de l'existense de la mobilité de son rein. Depuis que nous lui avons persuadé que son rein était sain, très peu mobile, que cette affection ne nécessitait aucune opération, la moindre douleur n'a pas reparu.

OBSERVATION IV. — *Rein mobile droit. Crises gastralgiques. Néphropexie. Amélioration.*

Le nommé Jules L..., employé d'octroi, âgé de 34 ans, entré le 2 août 1895, à l'hôpital Necker, salle Velpeau n° 5, service de M. le professeur Guyon.

Antécédents héréditaires. — Père vivant, âgé de 62 ans, arthritique, souffrant beaucoup d'asthme. Mère morte à 60 ans, avait une paralysie de la langue à la suite d'une joie (cette paralysie a duré trois ans jusqu'à la mort).

Antécédents personnels. — Les enfants du malade au nombre de quatre sont bien portants, bien constitués, mais une petite fille a eu une attaque de chorée et un petit garçon est très nerveux.

Jamais de maladies jusqu'à 20 ans.

1880. A 20 ans, fièvre typhoïde grave.

1882. Deux ans après, chancres mous (jamais de chaudepisse, pas de vérole).

1885. Trois ans après, pleurésie droite guérie avec teinture d'iode, vésicatoires, pointes de feu, pas de ponction.

1887. Soigné pendant quelque temps pour des battements de cœur.

Depuis trois ans le malade avait repris le métier de camionneur qu'il exerçait avant d'être soldat. Dans ce métier-là il ne fit jamais de chute, mais il fut obligé de faire des *efforts considérables.*

Depuis 1887, le malade est employé d'octroi et est astreint à un travail qui ne nécessite pas d'efforts.

En 1891 : angine herpétique pour laquelle on lui fait prendre un vomitif auquel le malade rapporte tous ses accidents. Il souffre en effet (dix jours environ) de douleurs lombaires, que le médecin appelé diagnostique lumbago. Au bout d'un mois, reprise du travail et disparition progressive des douleurs.

En 1892. Santé parfaite. Un seul détail : une chute d'une fenêtre (1 m. de haut) sur le côté droit.

En 1893. Le 19 mars, sa femme meurt. Le même jour crises de *toux coqueluchoïde,* qui depuis se sont reproduites à plusieurs reprises. Ces crises sont accompagnées de vomissements. Depuis, *les maux d'estomac* se sont montrés, revenant par poussées qu'on a diagnostiqués : *gastralgie liée au tabes.*

Les vomissements se reproduisaient le matin (une heure après que le malade avait pris sa soupe, vomissements bilieux). Après le repas de midi, vomissements analogues, bilieux trois ou quatre heures après le repas.

Au mois d'août : alitement nécessaire, vomissements continus, pendant huit jours, jour et nuit. Reprise du travail au bout de deux mois.

En 1894. *Les crises* se reproduisent accompagnées de vomissements. Indépendamment de ces crises on peut noter des douleurs en ceinture au niveau de la *base du thorax, mais de douleurs néphrétiques types, avec siège lombaire et irradiations classiques, on ne peut en trouver.* Les douleurs gastriques siègent au niveau de l'épigastre, sans beaucoup d'irradiations. Au moment des crises le malade note nettement la diminution des urines et même parfois leur suppression momentanée (il donne même des nombres invraisemblables : 3 à 6 jours d'anurie).

En 1895. Même état. Au mois de mai, il va chez M. Mathieu qui constate l'intégrité du suc gastrique ou tout au moins l'absence d'hyperchlorydrie et reconnaît *le rein mobile*.

Le 8 août. *Néphrorrhaphie droite.*

Le 18. Depuis pas de fièvre, mais pas d'appétit.

Le premier pansement a été fait hier et les fils enlevés, la plaie est cicatrisée.

Les douleurs dont le malade se plaignait dans l'abdomen à droite sont beaucoup diminuées et permettent au malade de s'asseoir.

Le malade quitte l'hôpital le 3 septembre.

OBSERVATION V. — *Rein mobile droit. Néphropexie. Récidive. Deuxième néphropexie. Guérison.*

La nommée Jeanne K..., journalière, âgée de 40 ans, entrée le 9 février 1894, à l'hôpital Necker, salle Laugier, n° 27, service de M. le professeur Guyon.

Antécédents. — Bons. Réglée à 15 ans toujours régulièrement et sans douleurs, mais pertes blanches.

Mariée à 20 ans, mari tuberculeux. Six accouchements et trois fausses couches, trois enfants vivants. Dernière fausse couche en juin 1890. Depuis le cinquième accouchement, en 1887, elle souffre dans le bas-ventre, elle fut soignée en médecine à l'hôpital Necker.

En décembre 1891, M. Picqué à Pascal lui a fait l'opération d'Alexander. Le 9 janvier 1892, M. Pozzi a fait une laparotomie : ablation de l'annexe gauche, depuis elle n'a pas eu de douleur à gauche. Le 11 mars 1893, M. Pozzi lui a fait la *néphropéxie droite.* Pas d'amélioration.

État actuel. — Polyurie. Dilatation stomacale. Douleurs gastralgiques très vives, du côté droit, et d'épaule. Jamais d'ictère. Vomissements après les repas. *Symptômes plus accentués quand les douleurs du rein mobile sont plus fortes.*

Examen local. — Rein droit encore abaissé et mobile au deuxième degré.

Examen par M. Guyon le 13 février. — On sent à la réunion des deux tiers inférieurs et du tiers supérieur de la cicatrice un noyau dur enkysté. Le rein est sensible à la pression, pas augmenté de volume, il est resté mobile. On sent la pointe du rein gauche.

Utérus en rétroversion, très mobile, sensible à la pression.

Opération, le 12 mars. — On fait une ouverture suivant la cicatrice ancienne, mais en la dépassant à ses extrémités. On trouve trois fils de soie que l'on retire, en réséquant les magmas inflammatoires qui se sont développés dans leur voisinage. Le 13, la malade va bien. Pas de température. Le 15, pansement traversé. On enlève les sutures. Le 1er avril, la malade guérie, quitte l'hôpital.

10 décembre 1895. La malade revient à l'hôpital, se plaignant de douleurs dans le rein droit et de pesanteur avec douleurs aussi dans le bas-ventre, surtout à droite. Fausse couche, il y a trois semaines.

Troubles digestifs sont toujours les mêmes. Sensation de pesanteur, gonflement après les repas. Pas de vomissements.

Examen. — On sent l'extrémité inférieure du rein dans le décubitus dorsal. La palpation est plus facile dans le décubitus latéral gauche. Il est sensible à la pression.

Au toucher vaginal : Utérus très mobile, douloureux à la pression, en antéversion prononcée. Le cul-de-sac gauche indemne. Cul-de-sac droit un peu augmenté et douloureux.

Le 11. Examen de M. le professeur Guyon.

Quand la malade est assise ou dans le décubitus dorsal : on sent le rein déplacé et surtout basculé de telle sorte que l'*extrémité*

inférieure est près de l'ombilic. La pression sur la paroi antérieure est douloureuse. Rein mobile droit au deuxième degré.

Il n'est pas augmenté de volume. Rien dans son atmosphère. La
paroi abdominale n'est pas en prolapsus, mais il y a un peu d'écar-
tement.

28 décembre 1895. Néphropexie (M. Albarran).

Le 20. Guérison complète.

Le 28. Malade commence à marcher.

1er février. Rein non douloureux à la pression. Malade reste
debout toute la journée sans souffrir.

Cette observation nous montre que toutes les opérations
pratiquées sur les organes génitaux, n'ont amené aucun soulagement pour la malade. C'est surtout à partir de ce moment
que le rein mobile est devenu douloureux.

OBSERVATION VI. — *Rein mobile droit. Néphropexie. Récidive.*

La nommée Périne S..., journalière, âgée de 43 ans, entrée le
31 octobre 1895, à l'hôpital Necker, salle Laugier, n° 9, service de
M. le professeur Guyon.

Antécédents héréditaires. — Grand-père mort paralysé. Père
mort de fluxion de poitrine. Mère morte de la variole.

Antécédents collatéraux. — Deux tantes mortes paralysées.
Six frères bien portants. Une sœur bien portante.

Antécédents personnels. — A 9 ans, érysipèle. Réglée à 17 *ans*,
très difficilement, pendant deux ans auparavant elle avait éprouvé
de vives douleurs abdominales tous les mois, nécessitant le repos
au lit. Depuis, la menstruation a été régulière. A 19 ans, fièvre
typhoïde avec plusieurs rechutes. A 25 ans, affection pulmonaire
avec hémoptysies. Depuis, elle a toujours plus ou moins toussé et
elle s'est toujours plaint de douleurs dans le côté gauche au niveau
du rein. Elle n'est pas mariée. Elle n'a jamais eu d'enfants ni de

fausses couches. Il y a huit ans, brûlure avec de l'eau bouillante au niveau de la région épigastrique.

A la suite est survenue une tumeur au niveau de l'hypochondre gauche qui s'est ouverte spontanément, il s'est écoulé environ un verre de pus. Elle paraît avoir eu un abcès de la paroi. Soignée salle Lenoir, à l'hôpital Necker. Trois ans plus tard, récidive avec même terminaison.

En 1891. Trois métrorrhagies très abondantes, vives douleurs, jamais de leucorrhée. Il y a quatre ans a été soignée à Laënnec, dans le service de M. le professeur Landouzy. Elle avait à ce moment un ictère très intense. Depuis elle a été soignée à l'hôpital Saint-Joseph pour pleurésie droite. On lui a fait deux ponctions. Il y a dix-huit mois, a eu un anthrax au niveau de la nuque. Elle a été soignée aussi quelque temps auparavant chez elle pour angine diphtéritique. Est entrée ensuite à Laënnec avec des symptômes de paralysie du voile du palais.

En 1893. La malade se plaint de vives douleurs dans les deux côtés au niveau du rein. Douleurs persistantes augmentées par le moindre mouvement. Souvent elle était prise de coliques intenses avec vomissements, coliques un peu calmées par l'émission d'urines. Elle ne pouvait digérer que difficilement, même le lait. Quand elle remuait, elle sentait d'une façon très nette les reins se déplacer, déplacement accompagné de très vives douleurs. Le décubitus dorsal seul était tolérable.

En mai 1894. Elle subit la *néphrorrhaphie* du côté droit, à l'hôpital Beaujon. A la suite de cette opération, elle a été très soulagée pendant six mois environ ; les *digestions étaient devenues beaucoup plus faciles*. Six mois après elle s'est aperçue que le *rein s'était de nouveau déplacé*.

Elle avait, avant l'opération, porté une ceinture mais sans pelote, qui ne l'avait nullement soulagée. Elle ne pouvait même pas supporter la pression.

État actuel. — Les douleurs et les troubles digestifs sont exactement les mêmes qu'avant l'opération. La malade se plaint aussi d'alternatives de constipation et de diarrhée. On ne constate aucun stigmate d'hystérie. Le ventre est volumineux, un peu tendu. A la région épigastrique, cicatrice de brûlure. Tout l'abdomen est sensible à la pression superficielle. La percussion donne une sonorité exagérée dans la région de l'estomac et du côlon descendant.

A la région lombaire droite, cicatrice de néphrorrhaphie longue de 10 centimètres environ, à la partie supérieure au-dessous de la douzième côte existe une saillie, molle, le doigt *s'enfonce dans un interstice musculaire*. Dans le décubitus dorsal, on perçoit le rein à ce niveau.

Le rein est *mobile, douloureux*, surtout quand on le réduit. On sent les deux tiers du rein.

Le rein gauche est également mobile et douloureux, on sent son tiers inférieur.

Le creux épigastrique est très douloureux à la pression. La respiration est pénible. A l'auscultation, la respiration est sourde à droite et en bas.

Cœur : normal.

Foie : pas descendu, pas augmenté de volume.

Cette malade n'a porté un corset pour la première fois qu'il y a huit ans seulement, quand elle est venue à Paris, et encore un corset bien peu serré.

Le 14 novembre. Examen par M. Guyon.

La fosse iliaque droite est libre, supporte la pression. Le rein n'est pas senti au niveau de la cicatrice ni au niveau de l'ombilic. La respiration profonde le dégage au-dessous des côtes, le fait glisser sous les doigts qui en opèrent facilement la réduction, mais dont le contact détermine un état douloureux très prononcé. Cet état douloureux avait été constaté lorsque le rein était dans la fosse iliaque.

Le *rein gauche* est également sensible à la pression; il ne se dégage qu'incomplètement pendant les inspirations profondes, ne se déplace pas davantage dans le *décubitus latéral droit*.

Dans le décubitus latéral gauche, elle souffre beaucoup plus. Elle ne peut rester que dans le décubitus dorsal.

Hernie pariétale droite lombaire au niveau des cicatrices de néphropexie. Les doigts pénètrent profondément dans la hernie.

Cette opération est intéressante en ce qu'elle montre que la néphrorrhaphie a amené une notable amélioration, et que les troubles sont réapparus avec la mobilité rénale.

Observation VII. — *Rein mobile gauche. Néphrophexie. Grande amélioration.*

La nommé Emilie J... âgé de 42 ans, est entrée le 24 janvier 1895, salle Laugier, lit n° 9, à l'hôpital Necker, service de M. le professeur Guyon.

Antécédents héréditaires. — Père vivant et bien portant. Mère morte des suites de couches. Pas de frères ni de sœurs.

Antécécents personnels. — A fait étant enfant, une maladie très grave, sur laquelle, elle ne sait donner aucun détail. A l'âge de 22 ans, à deux reprises, des hématuries extrêmement abondantes qui ne se sont pas renouvelées depuis. Elle a toujours été nerveuse émotive, d'humeur sombre, mais jamais de crises nerveuses, pas de stigmates hystériques. Quatre enfants, le premier, il y a 12 ans, le dernier il y a 5 ans : le premier est mort du croup, les autres sont en vie et bien portants. Une fausse couche, il y a 9 ans.

Le début de l'état douloureux rénal, dont se plaint actuellement le malade, remonte à 11 ans ; il s'est accentué au moment de sa fausse couche, il y a 9 ans, et est devenu intolérable surtout depuis 1 an.

C'était d'abord une simple gêne au niveau du rein gauche, puis petit à petit sont survenues de véritables douleurs : douleurs continuelles et crises douloureuses intermittentes. La douleur continuelle est peu vive : la malade sent plutôt son rein qu'elle n'en souffre véritablement : ce sont, dit-elle, comme des élancements peu douloureux, localisés à la région rénale, ne s'irradiant pas. Puis, par moments, la malade a ce qu'elle appelle *ses crises* : elles surviennent, très souvent, quelquefois, 7 ou 8 fois dans une journée ; il n'y a pas de jour où il n'y en ait. Elles sont indifféremment diurnes ou nocturnes, sans être nettement appelées par aucune cause, elles surviennent plus spécialement quand la malade s'émotionne, s'irrite. Depuis qu'elle est ici, au repos et sans tracas, les crises sont moins fortes et moins nombreuses. Les crises sont caractérisées par la même localisation que pour la douleur continue, c'est une sensation de déchirure, de tiraillements, quelquefois assez forte pour arracher des cris à la malade. Pas d'irradiation vers l'aine, vers la vulve, vers les membres inférieurs, mais quelquefois douleur entre les deux épaules. La durée de ces crises est en moyenne de une demi-heure. Pendant ces crises la malade prend la position assise, courbée en avant, elle ne peut rester étendue. Pas de fièvre à aucun moment. Pas de besoins de la miction pendant les crises. (Elle n'accuse d'ailleurs aucun trouble urinaire net : pas de douleurs vésicales, pas de fréquence, pas d'hématuries, les urines seraient claires d'habitude, parfois un peu troubles. La malade accuse seulement un peu de fréquence pendant les règles.)

La malade ne peut se coucher sur le côté gauche, le décubitus latéral droit, sans être pénible est difficilement supporté. La *position habituelle au lit est le décubitus dorsal*

Toute pression au niveau des reins est pénible : la malade ne peut supporter de corset. Les efforts ont un retentissement dans le flanc gauche, dès qu'elle soulève un objet un peu lourd elle ressent une douleur vive dans le côté. La marche n'augmente pas la sensation de gêne continue et ne détermine pas spécialement la production des crises. Mais elle est obligée de s'arrêter dès qu'une crise éclate.

L'état douloureux *est particulièrement marqué pendant les règles*. Alors les crises sont très nombreuses et très fortes. Depuis le mois de juin 1894, la malade a eu à plusieurs reprises, des métrorrhagies très abondantes, avec pus et caillots, la dernière a eu lieu il y a un mois. Dans l'intervalle de ces métrorrhagies, leucorrhée. A part ces métrorrhagies, les règles ont toujours été régulières. La malade ressent surtout depuis ces derniers mois des douleurs dans le bas-ventre, mais peu intenses et mal localisées, qui attirent peu son attention, surtout absorbée par les fortes douleurs rénales.

L'état général est assez bon ; cependant la malade a un peu maigri et perdu ses forces. L'appétit est diminué depuis quelques mois, sans élection pour certains aliments (elle dit ne pouvoir supporter le vin. Si elle en boit, elle a immédiatement une crise rénale ?) Les digestions ne sont pas pénibles. Pas de constipation ni de diarrhée.

La malade se plaint de céphalalgies frontales assez vives et très fréquentes. Elle tousse un peu depuis fort longtemps. Elle n'a jamais eu d'hémoptysies. Elle a été en traitement pendant un mois l'année dernière à l'hôpital Saint-Joseph, où on lui a fait des pointes de feu sur la région rénale gauche. Puis, pendant un mois et demi, dans le service de M. Duplay, où elle n'a subi aucun traitement.

État actuel. — *Vessie* : urines claires, sensibilité à la distension à plus de 300 grammes.

Rein gauche. Le rein est abaissé, dans le décubitus dorsal. Son extrémité inférieure descend au niveau de la ligne transverse de l'ombilic. Son bord externe correspond à la ligne du flanc, son bord interne est à trois travers de doigt de la ligne médiane. Son extrémité supérieure est cachée sous les côtes. La respiration ne dégage pas cette extrémité supérieure. Dans la position demi-assise, l'extrémité inférieure du rein descend un peu plus bas. Il semble que l'extrémité supérieure se dégage par la respiration. Dans le décubitus latéral droit, la situation du rein semble peu modifiée. On réduit assez facilement l'organe ; cette réduction est très douloureuse ; il semble qu'elle le soit un peu moins dans le décubitus dorsal que dans le décubitus latéral droit.

Rein droit n'a jamais été douloureux ; de ce côté, mobilité au premier degré, sans douleur, constatée dans la position dorsale.

Appareil génital : Utérus, col gros, un peu abaissé, les deux lèvres éversées en dehors, l'orifice largement ouvert, légèrement dures par endroits. Masse très nette dans le cul-de-sac latéral droit et dans le cul-de-sac postérieur, douleur à la pression. Hystéromètre : 7 centimètres. Le col saigne facilement à la moindre exploration.

Appareil respiratoire normal. La malade n'a pas eu de fièvre depuis son entrée à l'hôpital.

La quantité des urines est d'environ 1 litre et demi dans les 24 heures. Ces urines sont claires, lorsqu'on les recueille dans la vessie directement.

Opération le 6 février. — Malade dans le décubitus latéral droit.

Incision recto-curviligne partant d'un demi centimètre au-dessus du bord inférieur de la dernière côte sur le bord externe de la masse sacro-lombaire, s'arrêtant en bas au-dessus de la crête iliaque à 10 centimètres environ de l'épine iliaque antérieure supérieure. La capsule adipeuse du rein ne paraît pas épaissie, peut-être un peu sclérosée, elle paraît plus résistante qu'à l'état normal. On arrive difficilement sur la face postérieure de l'organe qu'on sent avec le doigt, mais qui est difficilement maintenu par un aide au contact de la paroi lombaire. Pourtant on arrive à l'attirer, en partant de son extrémité inférieure qu'on libère complètement ; on constate alors la présence de plusieurs adhérences très fortes unissant la capsule fibreuse au tissu graisseux en arrière. Le pédicule du rein est facilement palpé. On ne sent rien au niveau du bassinet. La palpation du rein lui-même ne donne aucune sensation anormale. Deux longs catguts doubles sont alors passés dans la substance du rein, l'un au niveau de son tiers inférieur, l'autre dans sa partie moyenne. Un double nœud réunit les chefs de chaque côté (pour chaque double fil) à leur émergence du tissu rénal. Puis les fils suspenseurs sont fixés à la côte en prenant en même temps une épaisseur notable de parties molles. Un fil inférieur est fixé aux parties molles correspondantes. On réunit les débris de la capsule graisseuse aux muscles en les amenant en haut sur la face postérieure du rein, de façon à constituer une sorte de petite capsule, ou se trouve logée la partie inférieur de l'organe. Suture des muscles au catgut. Suture de la peau au crin de Florence. Un petit drain est placé dans la profondeur, au niveau de l'angle inférieur de la plaie. Pansement.

Le 7 février. La malade a peu dormi et a des douleurs. Vomissements dans la journée d'hier et la nuit.

Le 9. Légère teinte jaune des téguments et du globe de l'œil. État général satisfaisant.

Le 12. La malade s'alimente d'une façon satisfaisante. Pas de douleur.

Le 15. Le pansement est enlevé, la cicatrice est réunie.

Le 17. Le bon état général continue. La plaie est cicatrisée. Les fils sont enlevés. Pas de température à aucun moment.

L'état de la malade s'améliore de jour en jour, au point de vue de la douleur rénale, elle souffre encore, mais beaucoup moins qu'avant l'opération ; elle ne peut se coucher sur le côté gauche, mais ne présente plus de crises douloureuses, comme autrefois.

Le 3 mars, elle se lève et marche sans souffrir beaucoup ; elle

ressent quelques tiraillements dans le côté gauche, mais non com·
parables aux douleurs antérieures.

Le malade reste dans le service jusqu'au 16 mars et quitte l'hôpital, l'état général étant excellent.

Le 23 avril 1895. Revu la malade qui se trouve dans un état
excellent. Elle n'éprouve plus aucun trouble du côté de la région
lombaire ; plus aucune douleur, ni gêne, sauf quelques déman-
geaisons ; seulement lorsqu'elle se penche en avant et veut soulever un objet lourd elle ressent une sensation légèrement douloureuse, mais qui n'est pas comparable à ce qu'elle ressentait
auparavant.

Elle n'a rien eu qui ressemble à une crise comme celles qui la
tourmentaient avant son opération. Elle peut se coucher sur le côté
gauche, mais ne peut y rester longtemps. Au bout d'une demi-heure
elle ressent une légère sensation de gêne.

A l'examen, on constate que le rein est absolument fixé.

Revue le 13 novembre 1895. Le rein est solidement fixé. Quelques douleurs lombaires, mais rien de comparable aux crises douloureuses d'autrefois.

Observation VIII. — *Rein mobile droit. Néphropexie.*

La nommée Louise R..., blanchisseuse, âgée de 20 ans, entrée à
l'hôpital Necker, salle Laugier, nᵒ 21, le 9 juillet 1895, service de
M. le professeur Guyon.

Antécédents héréditaires. — Père alcoolique, mort d'une
hernie étranglée. Mère 54 ans, assez bien portante, porteuse
d'une *hernie ombilicale.* La malade raconte que sa mère souffri-
rait également du ventre, mais ne peut donner plus de renseignements ayant perdu de vue sa mère depuis longtemps. Elle est la
onzième enfant sur dix-neuf. Trois survivent seulement : un frère
a 18 ans, bacillaire, une sœur a 38 ans, *neurasthénique*, mariée

ayant fait deux fausses couches. Tous les autres sont morts en bas âge d'affection diverses : méningites, convulsions ou accidents et une sœur morte à 16 ans, bacillaire.

Antécédents personnels. — Elevée en nourrice artificiellement, pas de rachitisme. La rougeole à 8 ans. La diphtérie à 11 ans. A la même époque crampes d'estomac. Réglée à 11 ans, toujours régulièrement.

C'est vers l'âge de 15 ans que l'on retrouve le traumatisme causal, l'enfant ayant reçu de son père un violent coup de pied dans la région abdominale droite.

Pas de troubles immédiats, la malade crut d'abord à un vulgaire lumbago.

Huit jours après, à la date normale du retour de la menstruation les règles ne réapparaissent pas et s'arrêtent pendant cinq ans.

La malade a pendant tout cet intervalle des douleurs abdominales violentes « à se rouler à terre » et se fatiguant beaucoup à son métier est obligée de s'aliter fréquemment, pas de symptômes nerveux.

Cette semaine les règles sont revenues sans provoquer de douleurs plus intenses, sans frissons, ni vomissements, leur apparition n'a pas augmenté les crampes d'estomac où les phénomènes gastriques. Jamais d'œdème des membres inférieurs. Il y a quinze jours la malade a consulté un médecin qui a diagnostiqué : « Une tumeur de rein ».

Le 16 juillet, la malade est examinée sous le chloroforme. On constate à la palpation à droite une tumeur profonde très mobile oscillant du rebord costal vers la partie latérale et médiane de l'abdomen. A gauche, rien d'anormal. Les annexes sont saines et normales. On constate que le rein est douloureux à la pression.

Le 22. *Néphrorrhaphie* par M. Albarran. Sans décortication avec trois doubles catguts. La malade quitte le service le 2 septembre, très améliorée.

Observation IX. — *Rein mobile droit. Pas d'intervention.*

La nommée Marie L..., brodeuse, âgée de 22 ans, entrée le 3 février 1895, à l'hôpital Necker, salle Laugier, n° 11, service de M. le professeur Guyon.

Antécédents héréditaires. — Père mort de la poitrine à 57 ans. Mère vivante, nerveuse, a eu à plusieurs reprises des crises de coliques hépatiques avec ictère. A eu il y a trois mois une attaque apoplectiforme avec hémiplégie droite et autres symptômes de ramollissement cérébral.

Pas de frères ni de sœurs.

Antécédents personnels. — Pas de maladies dans l'enfance, pas de scrofule. Aucune affection aiguë. Réglée à 13 ans. *Pas d'enfants ni de fausses couches.* La malade est nerveuse, émotive. Elle a eu à deux reprises des crises nerveuses avec perte de connaissance lors de l'établissement de la menstruation. Actuellement encore elle se trouve mal très facilement.

Depuis l'établissement de la menstruation elle a toujours souffert de l'estomac : Sensation de plénitude gastrique après les repas, digestions longues et pénibles, éructations, gonflement abdominal et clapotement épigastrique perçu par la malade. Il y a deux ans, accentuation de ces symptômes ; pendant près d'un an, quotidiennement pituites matinales. Au mois de février 1894, elle présentait une anorexie telle qu'on fut obligé de la gaver ; on lui faisait concurremment des lavages de l'estomac. Puis elle suivit un traitement pendant sept mois à l'hôpital International ; on ne lui faisait prendre que du bromure de potassium. A ce moment elle ne souffrait pas spécialement de l'estomac, mais on attribua l'état douloureux mal localisé dont elle se plaignait à sa dilatation. Cet état douloureux abdominal a débuté il y a quatre ans environ ; au début les douleurs paraissent avoir été localisées au bas-ventre ;

elles étaient continuelles, pas très vives en temps habituel, mais s'exacerbant beaucoup au moment des règles qui devinrent en même temps beaucoup plus longues, durant jusqu'à douze jours tout en continuant à rester régulières. Dans l'intervalle des règles, leucorrhée abondante. On ne trouve aucune cause à ce début, qui semble génital. La malade nie tout rapport sexuel. Depuis deux ans et demi la malade souffre au niveau du flanc droit. La marche, la fatigue occasionnaient de ce côté des phénomènes douloureux variés ; tantôt c'était une sensation de picotements au-dessus de la crête iliaque, tantôt un endolorissement lombaire proprement dit. Parfois la douleur se localisait à la hanche, au point de produire de la claudication pendant la marche. Ces différentes sensations pénibles se calmaient beaucoup par le repos ; il ne subsistait alors qu'une douleur sourde, peu intense, mal localisée. De temps en temps, sans cause parfois, surtout au moment des règles, surviennent ce que la malade appelle *ses crises*, à début subit, d'une intensité très grande, pendant lesquelles elle souffre dans la région lombaire droite surtout, également dans sa fosse iliaque et dans le bas-ventre, avec irradiations vers la partie interne de la cuisse. Durée de ces crises : environ 1 heure. Puis la malade se trouvait mal. Aucun symptôme urinaire pendant ces crises.

Il y a un an, la malade a présenté sans cause pendant trois mois de la fréquence de la miction, jusqu'à 15 fois dans les vingt-quatre heures, sans grande différence du jour à la nuit. Pourtant le repos diminuait un peu la fréquence. Les urines étaient parfois troubles, parfois tout à fait claires. Jamais d'hématuries. A plusieurs reprises, la malade aurait remarqué au fond du vase du sable rouge, en petite quantité.

Depuis le début de l'état douloureux lombaire, la malade ne peut se coucher sur le côté gauche. Le décubitus dorsal et latéral droit sont également très pénibles, si bien que la malade ne repose que dans le décubitus abdominal latéral droit.

La malade souffre dans la position assise ou debout comme dans les autres positions.

Elle ne peut supporter de pression au niveau de la région lombaire ; *elle a essayé de porter une ceinture, mais n'a pu la supporter.*

Pendant quatre à cinq mois, l'année dernière, elle a souffert de douleurs très vives dans les membres inférieurs des deux côtés, non localisées, aussi vives au niveau des articulations que dans les segments intermédiaires et telles que parfois elles l'empêchaient de marcher.

La malade entra dans le service le 5 novembre 1894. Elle avait ses règles à ce moment et souffrait d'une crise douloureuse, caractérisée par une douleur extrêmement vive dans le flanc droit, au niveau de l'aine du même côté et à la face interne et postérieure de la cuisse. La malade ne pouvait se coucher sur le côté gauche. La température était de 37°,6. Le rein paraissait un peu augmenté de volume et douloureux à la pression. Douleurs sur le trajet urétéral, mais à l'examen méthodique on trouva de la douleur dans la fosse iliaque et un point douloureux au niveau de l'épine du pubis.

Les douleurs cessèrent le 14 novembre, et le 15 l'examen fit constater que le rein n'était ni plus gros ni plus sensible que pendant la période menstruelle. La sensibilité à la pression était en dehors du rein, rein mobile au premier degré.

On constate au toucher vaginal l'existence d'un vaginisme des plus marqués. Il fut impossible de se rendre compte nettement de l'état de l'utérus ni des annexes qui pourtant ne paraissent pas altérées.

La malade quitta le service le 23 novembre, sans que son état se soit aucunement modifié.

Elle revient dans le service le 5 février 1895, présentant toujours les mêmes trouble fonctionnels.

Examen par M. G u y o n. *— Décubitus dorsal, tête peu relevée :* L'extrémité du rein droit déborde les fausses côtes de deux travers de doigt. La respiration ne le mobilise que peu. Le bord interne arrive à la ligne médiane. Le bord externe est à quatre travers de doigt de la ligne du flanc.

Dans la position demi-assise, avec peu de respiration, peu de modification dans la situation du rein, qui descend un peu plus, mais ne se dégage pas complètement de l'hypochondre.

Dans le décubitus latéral gauche, la paroi abdominale reste bonne. Le rein se place en position *oblique transverse ;* son extrémité inférieure est au-dessous de l'ombilic.

Le rein est sensible à la pression sur toute la face antérieure ; en arrière presque pas, sauf dans le sommet de l'angle costo-vertébral.

La pression des autres points de l'abdomen, et en particulier d'un point situé à trois travers de doigts de l'ombilic et du pubis, est très douloureux également. Douleurs apophysaires vers le tiers supérieur de l'épine dorsale, mais peu prononcée. Le 12 février, la malade a eu ce matin ses règles. On la trouve couchée sur le ventre, gémissant et paraissant souffrir beaucoup. Elle a eu une première crise ce matin à 5 heures, qui a duré près d'une heure et demie, puis, après un court moment de calme, les douleurs ont repris très vives à 8 heures. Quand on lui demande d'indiquer avec sa main où elle souffre, elle montre le côté droit de l'hypogastre, la fosse iliaque droite et la partie antérieure de l'abdomen au niveau de la région lombaire.

L'examen méthodique ne révèle aucune modification dans le volume ni dans la situation du rein. La malade accuse une vive douleur à la pression sur la face antérieure de l'organe, à la pression en dedans de l'organe et plus bas sur une ligne qui pourrait correspondre au trajet urétéral. Mais une sensation douloureuse tout aussi vive est provoquée par la pression de l'hypogastre au-dessus du pubis et par la pression au niveau de la région épigastrique.

La malade reste dans le service jusqu'au 6 avril, sans que son état ait subi aucune modification, toutefois plus de crises douloureuses. Elle est soumise au traitement par l'électricité; à la date de sa sortie il n'a encore donné aucun résultat ; elle le continuera régulièrement tous les deux jours.

Cette observation nous montre un type de névropathe, chez lequel il est difficile de dire quelle part prend le rein dans tous ces symptômes. Il est du reste à remarquer, que l'état douloureux est bien antérieur aux douleurs rénales.

OBSERVATION X. — *Rein mobile droit. Infection ascendante. Pas d'intervention.*

La nommée Camille St .., âgée de 30 ans, entrée le 5 mars 1895 à l'hôpital Necker, salle Laugier, n° 23, service de M. le professeur Guyon.

Cette malade, de tempérament nerveux, toujours bien réglée et habituellement bien portante, sauf quelques névropathies, est prise subitement le 25 novembre 1894, à Angers, où elle tenait les comptes d'une maison de commerce, de vives douleurs dans la vessie, l'uretère et le rein du côté droit. Une fièvre intense éclate avec ces grandes douleurs. Le médecin appelé émet le diagnostic de « *coliques néphrétiques* », puis reconnaît l'existence d'une cystite suraiguë.

Le vagin et l'urèthre examinés sont reconnus indemnes d'une cause spécifique. La fièvre n'est pas évaluée au thermomètre, mais d'après les affirmations très nettes de la malade cette fièvre a été des plus violentes pendant quinze jours environ. A partir de cette époque les douleurs vésicales et la fièvre diminuent et on observe :

Comme symptômes locaux : une douleur persistante du rein droit, douleur s'aggravant beaucoup par la pression, alors que toute sensibilité avait disparu dans la région de l'uretère et de la vessie.

Comme symptômes généraux : une fièvre qui s'écartait peu à peu du type continu primitivement observé pour prendre la forme d'une fièvre survenant par accès : frissons, chaleurs, sueurs, repos, puis retour successif des stades.

La malade quitte Angers le 24 décembre 1894, pour rentrer dans sa famille, à Fontainebleau, où un médecin la voit dès les premiers jours de janvier 1895. Il constate la douleur rénale droite, l'absence de réactions douloureuses sur l'uretère et la vessie, l'état normal des organes génitaux et son attention est attirée sur trois points :

1° La marche de la fièvre.

2° L'analyse des urines, conservées tous les jours dans un bocal afin d'apprécier les dépôts plus ou moins rapidement formés.

L'urine ne renferme ni albumine ni sucre, mais elle contient *du pus*, et la quantité de pus, de même que la rapidité de la formation du dépôt, ont été progressivement en augmentant jusqu'aux derniers jours de janvier, époque à partir de laquelle la quantité de pus trouvé dans l'urine paraît être stationnaire.

3° La sensibilité douloureuse du rein à droite et son volume qu'il a cherché souvent à apprécier par la double palpation manuelle simultanée abdominale et lombaire. La douleur du rein est plus vive à la pression à la date du 26 février qu'elle ne l'était aux premiers jours de janvier, et le volume du rein qui paraissait normal à cette époque semble avoir sensiblement augmenté dans ces derniers temps.

Le traitement auquel la malade a été soumise pendant le mois de janvier a été le régime lacté. On y a joint quelques médicaments : goudron, eau de Vichy, térébenthine. Le sulfate de quinine plusieurs fois essayé, abandonné, repris, n'a donné aucun résultat.

La révulsion locale a été faite sans succès par les ventouses et les compresses humides chaudes sinapisées. Depuis le premier février un régime alimentaire plus réconfortant a été substitué au régime lacté.

La persistance de la fièvre, sa forme, l'affaiblissement général, la nature des symptômes locaux décidèrent le médecin à envoyer la malade à M. le professeur Guyon, dans le service duquel elle entra le 5 mars 1895.

État actuel. — La région en arrière est sensible à la pression, les tissus sont souples, la peau glisse sur le tissu cellulaire. Cela n'existe pas du côté opposé; dans l'inspiration profonde, la moitié du rein droit se dégage au-dessous des côtes, la surface est lisse ; la pression n'est pas douloureuse.

Décubitus sur le côté gauche: Paroi abdominale intacte. Le rein se dégage au-dessous des côtes, dans l'inspiration *l'extrémité inférieure vient sous l'ombilic;* l'ensemble du rein paraît peu volumineux, la surface antérieure glisse sous les doigts sans que la malade accuse la moindre sensation douloureuse.

L'examen bactériologique des urines ne donne aucun résultat.

Le 12 mars. Sensibilité vive du rein droit au palper de la face antérieure. Pas de fièvre ce matin, mais hier soir 38°,6.

Le 14. On ne trouve rien du côté du rein. Tous les soirs, vers huit heures, la température monte brusquement, et baisse deux heures environ après. L'état général reste satisfaisant. Pas de pus dans les urines.

Le 18. Même état, tous les soirs ascension de température, sans aucun caractère du côté du rein à ce moment.

Le 19. La malade continue à avoir une ascension de température le soir ; à ce moment elle ne souffre pas plus du rein, sauf quelquefois. Jamais on n'a vu de pus dans les urines.

Le 26. La malade est examinée dans le service de M. le professeur Dieulafoy ; on l'examine au point de vue de la tuberculose, on ne trouve rien qu'une modification légère de murmure respiratoire à gauche. Au point de vue de la syphilis, etc., etc. On ne trouve rien qui puisse expliquer la température vespérale.

Le 4 avril. La malade quitte le service ; elle porte une ceinture système Collin pour soutenir son rein déplacé. L'état général est satisfaisant.

OBSERVATION XI. — *Rein mobile droit. Pas d'intervention.*

La nommée Victorine H..., âgée de 39 ans, entrée le 11 septembre 1895, à l'hôpital Necker, salle Laugier, n° 5, service de M. le professeur Guyon.

La malade se plaint de douleurs dans le côté, dans les reins, depuis un peu plus d'un an. Elles seraient venues *peu de temps après une hystérectomie vaginale*, faite par M. Segond, il y a quinze mois, le 18 mars 1894.

Étourdissements, mal au cœur, envies de vomir.

Il y a cinq mois, elle s'aperçoit qu'elle pisse du sang. Peu de temps après, violentes coliques qui la forcent à s'aliter ; le médecin diagnostique coliques néphrétiques. Elle continue à pisser du sang pendant trois mois ; il y a deux mois, elle vient consulter à la Terrasse, on la traite par des instillations et l'hématurie cesse. Enfin elle entre le 11 septembre pour se faire opérer.

Urines un peu troubles. Quand il y avait hématurie, quelquefois il n'y avait que du sang ; quand elles étaient claires, petit dépôt au fond du vase, formant comme de petites peaux.

Jamais elle n'a vu de graviers.

Quand il y avait hématurie, violentes douleurs pendant la miction et à la fin.

A la palpation : ventre très sensible du côté droit. Paroi abdominale absolument lâche (10 accouchements).

Rein mobile au deuxième degré. Pas de déplacement transversal.

La malade quitte le service le 16 septembre, sans se faire opérer.

Comme chez les malades des observations II et III, les douleurs surviennent peu de temps après l'hystérectomie.

Observation XII. — *Rein mobile droit. Crises d'hydronéphrose. Pyélonéphrite. Néphropexie. Amélioration.*

La nommée Marie C..., ménagère, âgée de de 43 ans, entrée le 8 novembre 1893, à l'hôpital Necker, salle Laugier, n° 22, service de M. le professeur Guyon.

Antécédents héréditaires. — Père mort à 59 ans, Asthmatique. Mère vivante, 71 ans, bien portante. Trois frères et une sœur morts en bas âge. Un frère vivant, 48 ans.

Antécédents personnels. — Réglée à 14 ans et demi, la malade n'a jamais été bien réglée, sauf depuis cinq ou six ans. Elle n'a jamais eu de douleurs et ne paraît pas avoir présenté de lésions génitales sauf quelques pertes blanches, surtout dans ces dernières années.

Mariée à 16 ans, la malade a eu 12 grossesses, la dernière il y a quatorze mois. 7 de ses enfants sont morts de méningite ou de choléra infantile, tous en bas-âge, sauf un, mort à 5 ans. Cinq enfants sont vivants, une fille est rachitique, une autre est chlorotique.

En mars 1890, c'est-à-dire deux ans après l'avant-dernière grossesse, subitement après le déjeuner, la malade est prise d'une douleur aiguë dans le flanc droit, s'irradiant en bas vers l'épine iliaque antérieure et supérieure, mais ne s'accompagnant ni de rétraction de la grande lèvre, ni de douleurs dans l'appareil génital externe. Cette douleur remontait en même temps en arrière vers la région lombaire, mais ne s'irradiant pas vers l'épaule droite. En même temps, la malade a de violentes envies de vomir, sans cependant qu'il y ait expulsion du contenu stomacal.

Cette première crise avait duré quinze jours. La douleur, très vive pendant les cinq ou six premières heures, aurait persisté pendant les quinze jours, un peu moins intense, en s'accompagnant d'oligurie, d'inappétence et de réaction fébrile. La douleur et les phénomènes concomitants se sont atténués peu à peu. Il n'y a pas eu, comme dans les crises de colique néphrétique de cessation brusque de la douleur ; ce n'est que peu à peu que la sécrétion urinaire est remontée à son taux normal. Pas d'expulsion de graviers, pas d'hématurie.

Les quatre premiers jours de la crise, la malade reste chez elle, soignée par un médecin qui ordonne une potion et du calomel. Le cinquième jour, la malade entre à l'hôpital Laënnec chez M. Ferrand. On constate alors que le ventre était ballonné, surtout à droite. On fait alors mettre du collodion sur le ventre puis des cataplasmes laudanisés. La malade reste à Laënnec pendant sept semaines. Au bout de ce temps elle souffre encore, mais n'a plus de crises. Sortie de Laënnec le 2 mai. La malade entre à Necker le 8 mai. Pendant son séjour hors de l'hôpital, elle avait consulté un médecin qui aurait trouvé chez elle la présence d'un rein flottant.

A Necker, M. le professeur Guyon constate l'existence d'un rein flottant à droite. La malade reste six semaines à l'hôpital. Pendant son séjour, elle éprouve une douleur continuelle située dans l'hypochondre droit, mais n'a pas de crises douloureuses. Pas de modifications dans la sécrétion et dans l'excrétion urinaires. M. le professeur Guyon conseille à la malade de porter une ceinture. La malade suit cette prescription et sort de l'hôpital deux jours après.

La malade reprend ensuite ses occupations en se faisant aider par sa fille ; elle porte sa ceinture pendant environ une huitaine de jours, mais *elle est obligée de l'enlever assez rapidement, à cause de l'augmentation de la douleur provoquée par l'application de cet appareil.*

En janvier 1892. Dernière grossesse. Cette grossesse est difficile ; vers le troisième mois apparaît de l'œdème des membres inférieurs, en même temps que de la pollakiurie. La sécrétion urinaire paraissait se maintenir au taux normal. Vers le sixième mois la malade éprouve des crises de suffocation qui mettent ses jours en danger et font croire qu'elle ne pourra mener sa grossesse à terme. Cependant, l'accouchement se fait normalement à terme, l'enfant étant bien constitué. La malade est très affaiblie à la suite de cette dernière grossesse. Elle constate qu'elle a maigri de 35 livres. Les douleurs du côté droit restent les mêmes, l'état général se rétablit peu à peu.

État de la malade à son entrée (8 novembre 1893). — *Douleur.* La malade se plaint de souffrir d'une manière continue. La douleur siège dans le flanc droit et dans l'hypochondre droit. Par moments elle s'irradie dans l'aine droit et l'épaule du même côté. La malade souffre même quand elle est couchée, mais la station debout et la marche exagèrent ses douleurs. Le travail de la digestion ne paraît pas avoir d'influence sur la douleur. Dans son lit, la malade ne peut se coucher ni sur le côté gauche ni sur le ventre : elle ne peut se mettre que sur le dos ou sur le côté droit.

Pas de vomissements. Pas de douleurs en urinant.

Examen du rein droit (par M. le professeur Guyon).

Volume. Le rein droit est un peu augmenté de volume.

Consistance. Sa consistance est notablement accrue.

Sensibilité. La sensibilité est très grande, aussi bien en avant qu'en arrière, aussi bien aux extrémités qu'au niveau du bassinet.

Mobilité. Le rein est légèrement abaissé, n'est pas réduit spontanément. La réduction s'opère facilement par la palpation.

La respiration a peu d'influence sur le rein. La mobilisation transversale est impossible.

Forme. Le rein est bosselé.

Le 7 décembre 1893. Les caractères sont à peu près les mêmes. Le rein est gros, dur, inégal et sensible.

Le 11. *Rein gauche* mobile, réductible, ratatiné, paraissant plutôt diminué de volume.

Urologie. — *Quantité :* La malade rend un litre et demi à deux litres par vingt-quatre heures. — *Coloration :* L'urine est légèrement opaline, louche. Elle ne contient et n'a jamais contenu ni sang, ni gravier.

Examen bactériologique. — Un premier examen fait le 4 décembre, après avoir fait marcher la malade toute la journée, n'a pas permis de trouver de globules rouges.

Un deuxième examen, fait le 11 décembre, fournit les résultats suivants :

Réaction acide.

Dépôt assez peu abondant, contenant une extrême abondance d'épithélium vagino-vulvaire et quelques cellules d'épithélium urinaire.

Micro-organismes divers et très abondants. Pas de bacilles de Koch. Très rares leucocytes.

Le 13 décembre. Opération, *néphropexie.*

Le soir, légère élévation de température, 37°,6.

Le 14. Température : 38°,2 le matin, 38°,4 le soir. La malade est encore très faible, le ventre est météorisé.

Le 15. Température le matin 39°,8, le soir 38°,2. On fait le premier pansement. La malade peut, pour la première fois, aller à la selle, mais elle a des vomissements toute la journée.

Le 16. Température le matin 37°,8, le soir 38°,2. La malade a encore des vomissements.

Le 17. Température 37°,6 matin, 37°,8 le soir.

Le 18. Température 37°,8 matin, 37°,8 le soir.

Le 19. La température revient à la normale et ne varie plus.

Le 18 janvier. Le rein droit, qui était très douloureux à la pression, ne présente plus aucune douleur irradiée le long des rameaux du plexus lombaire. Il est à sa place, il n'est pas augmenté de volume.

La malade quitte le service le 30 janvier 1894.

OBSERVATION XIII. — *Rein mobile droit coïncidant avec une tumeur du foie. Néphropexie. Mort par tuberculose pulmonaire.*

La nommée Flore D..., domestique, âgée de 32 aus, entrée le 11 mars 1893, à l'hôpital Necker, salle Langier, n° 1. Service de M. le professeur G u y o n.

Antécédents héréditaires. — Père et mère morts de pleurésie.

Antécédents personnels. — Bronchite à 17 ans. Pleurésie à 22 ans. Rechute l'année suivante. Fièvre typhoïde en 1883. Réglée à 20 ans. Règles irrégulières. Grossesse normale il y a quatre ans. Accouchement à terme. Un mois après l'accouchement, douleur dans le flanc droit, avec météorisme et fièvre. Au bout d'un mois, ces phénomènes s'atténuent et passent à l'état chronique. Les douleurs reviennent par crises, au moment des règles, à la suite de fatigues. Elles s'atténuent par le repos ; la malade ne peut se coucher sur le côté droit.

En février 1892. La malade remarque que son flanc droit est le siège d'une tumeur. A cette époque, plusieurs crises de coliques hépatiques suivies d'ictère.

Depuis lors la tumeur a persisté avec le même volume qui ne varie pas avec les quantités d'urine émises. En mars 1893, soignée dans le service de M. P e t e r pour une congestion pulmonaire qui a duré un mois. M. P e t e r diagnostique un rein flottant et fait passer la malade dans le service de M. G u y o n.

Examen. — On constate facilement la présence dans l'hypochondre droit d'une tumeur qui remplit la région et prend contact en arrière avec la paroi.

On parvient à distinguer dans cette masse : le rein droit dont

W.   8

l'extrémité inférieure est abaissée, et en avant de lui une seconde tumeur située en arrière de l'intestin et paraissant absolument indépendante du rein, cette tumeur est mollasse, assez mobile dans le sens transversal.

Poumons : Signes de cavernes aux deux sommets, plus marqués au sommet droit.

Utérus : En antéversion. Salpingite droite (?)

Le 23 août 1893. *Néphrorrhaphie par M. Albarran.*

Un fil suspenseur à la dernière côte. Deux autres fils aux aponévroses lombaires. Les trois fils sont placés par le procédé de M. Guyon. Pendant l'opération on constate que le rein est sain et mobile ; en avant de lui on trouve le foie très augmenté de volume. Cette lame hépatique faisait croire que le rein était gros, car, par le ballottement, rein et foie paraissaient former une seule tumeur ; l'analyse clinique avait pourtant fait distinguer les deux tumeurs, car le rein pouvait être glissé jusque sous les côtes tandis que la tumeur hépatique persistait. J'ajoute que malgré des examens répétés, cela nous paraissait très douteux (signé : Albarran).

Le 1er septembre. La malade est mise au traitement interne de la tuberculose.

Le 1er décembre. La tuberculose pulmonaire fait de rapides progrès : fièvre, diarrhée, écoulement de pus par le vagin.

Injections sous-cutanées de sérum. Injections sous cutanées d'huile créosotée.

La malade meurt le 8 janvier 1894.

Autopsie, le 10 janvier 1894. — *Urèthre* sain. *Vessie* saine. *Uretères* sains.

Rein gauche : aspect normal, tissu pâle, dur ; capsule adhérente (néphrite interstitielle légère probable).

Rein droit : volume, aspect normal, même aspect du tissu rénal.

Adhérence intime du bord externe du rein à la paroi abdominale postérieure (tissu fibreux blanc très peu épais).

La capsule, légèrement épaissie au point d'adhésion, adhère intimement au tissu rénal dont une partie s'arrache avec peine.

Péritoine sain.

Appareil génital sain.

Tuberculose pulmonaire bilatérale ancienne avancée : infiltration étendue des sommets et des bords postérieurs avec cavernes multiples. (Signé : HALLÉ.)

Sur la face postérieure de la capsule on voit de petites cicatrices étoilées répondant au passage des fils complètement résorbés. Au fil suspenseur correspond une adhérence du tissu rénal ayant l'étendue d'une lentille. Aux fils moyen et inférieur, une adhérence beaucoup plus étendue, car les portions adhérentes correspondant à chaque fil se réunissent formant une étendue de plusieurs centimètres.

Sur la face antérieure de la capsule les adhérences au niveau du passage des fils sont très petites ; elles ont à peine une étendue de 5 à 6 millimètres.

A la coupe du rein on ne voit pas le passage du fil suspenseur ; les deux autres sont indiqués par une petite tache fibreuse ayant 3 millimètres d'étendue.

En résumé, le rein était solidement fixé à la paroi lombaire par des adhérences réno-capsulaires et capsulo-aponévrotiques. Le passage des fils de catgut n'a pas altéré la structure du tissu rénal ; il n'y avait que de très petites taches fibreuses à leur niveau. (Signé : ALBARRAN.)

Cette observation est intéressante à plusieurs points de vue. Les douleurs du début semblent bien devoir être rapportées à des crises d'hydronéphrose. Puis nous constatons, probablement à la suite de l'accouchement, l'infection du rein mobile. De plus, il est noté, comme dans beaucoup d'autres cas de

reins mobiles très douloureux, que la ceinture n'a pu être supportée.

OBSERVATION XIV. — *Rein mobile droit. Nephropexie.*
Guérison.

La nommée Elisa B..., âgée de 56 ans, couturière, entrée le
8 mars 1894, à l'hôpital Necker, salle Laugier, n° 1, service de
M. le professeur Guyon.

Antécédents héréditaires. — Père mort d'un cancer de l'estomac à 43 ans.

Antécédents personnels. — Réglée à 15 ans. Il y a 37 ans,
première grossesse, il y a 36 ans, deuxième grossesse. Couches
faciles. Les enfants n'ont pas vécu. Pas de fausses couches. Pas
de traumatismes spéciaux.

Depuis 1870. Gastralgie. Douleurs d'estomac. Vomissements et
douleurs lombaires six mois après. A peu près à la même époque
commence à avoir chaque année deux ou trois attaques de colique
néphrétique, toujours dans le côté droit. Elle a également une vive
douleur dans la partie inférieure de la région lombaire. Cette douleur est continue, accrue par les mouvements et empêche tout travail.

Pas de phénomènes urétéraux. Phénomènes vésicaux nuls.
Malaise quand la malade se couche sur le côté gauche. Position
sans influence sur les crises. En somme, elle semble avoir des phénomènes douloureux dépendant de son ectopie rénale.

Depuis 5 ou 6 ans, la malade a constaté dans ses urines la présence de petits graviers.

Quelquefois elle ne voit rien, mais ses urines laissent dans le vase
un dépôt rougeâtre très adhérent. Jamais de sang. Depuis 3 ou
4 ans la malade a ressenti dans l'hypogastre et le périnée de violentes douleurs.

Il y a deux ans un kyste, de la grande lèvre probablement, apparaît qui nécessite une opération. La malade reste au lit pendant trois semaines.

Au mois de janvier dernier, la malade ressent tout à coup une douleur déchirante, douleur qui resta aussi violente pendant deux à trois heures, puis qui diminua ; tout au demeurant continue. Depuis, nouvelle crise de colique néphrétique.

État actuel. — Douleurs dans la région lombaire, permanente, aucune douleur en urinant. Douleurs dans la région périnéale, que la malade rapporte à son opération pour kyste ; pas de douleur pendant la défécation. Douleur gastralgique. Clapotement stomacal. Dyspepsie. Varices cutanées superficielles.

Dans la position demi-assise le rein est senti et descend. Son extrémité supérieure est sentie au niveau des côtes, l'inférieure sur une ligne horizontale passant par l'ombilic. Diamètre transversal non augmenté.

Diamètre vertical augmenté.

Mobilisé par respiration, et à ce moment on sent son extrémité supérieure qui se dégage au-dessous des côtes.

Ne paraît pas sensible à la pression.

Quand la malade est couchée sur le côté gauche le rein se déplace complètement, prend une position oblique, son extrémité inférieure ne dépasse pas la ligne médiane et se sent très bien au-dessous de l'ombilic. L'extrémité supérieure ne dépasse pas les fausses côtes.

Le 14 mars. Application d'une ceinture hypogastrique.

Le 15. La malade enlève elle-même sa ceinture, qui la fait souffrir.

On lui donne à prendre de la phénacétine et de la rhubarbe.

Le 16. Les douleurs diminuent un peu dans le côté droit, mais la malade se plaint beaucoup de sa gastralgie.

Le 5 avril. État toujours le même.

La malade placée horizontalement, l'extrémité inférieure du rein droit ne dépasse les côtes que d'un travers de doigt. Une inspiration le fait descendre et le fait placer *dans la position oblique.*

Très peu de sensibilité au niveau du rein. Pas de sensibilité au niveau du pédicule.

Le décubitus latéral gauche change la position du rein. Dans cette position on retrouve la sensibibilité du pédicule.

Le 11. *Néphrorrhaphie.*

Incision de la peau. Incision des muscles. On arrive dans la couche cellulo-graisseuse périrénale. Le rein ,très mobile et mal fixe, est difficile à saisir et à mettre à nu ; durant ces manœuvres, déchirure du péritoine sur une étendue de deux à trois centimètres ; suture de la déchirure avec deux points de catgut en surjet. Fixation du rein par le procédé en échelon, suivant la méthode ordinaire de M. Guyon. Mèche iodoformée. Réunion musculaire cutanée.

Le 12. La malade supporte mal le chloroforme. Elle vomit. Piqûre. Elle se plaint de l'estomac. On enlève la mèche à cause de la température (38°). On met un drain. Ventre ni d'une grande sensibilité, ni d'une grande souplesse.

Le 13. Malade toujours sous l'influence du chloroforme.

Le 16. Pansement.

Le 19. On enlève les fils, la plaie est fermée, sauf à la partie inférieure, au point où était la mèche.

Le 23 avril. Bon état général, peu d'appétit.

Le 25. Pansement. La partie inférieure de la plaie est seule réunie : suture.

Le 30. Pansement. La plaie est totalement fermée.

Le 16 mai. La malade se lève.

Le 17. La malade quitte l'hôpital.

La malade, revue le 21 juin, à sa deuxième sortie, dit souffrir encore un peu en marchant. *Elle n'a plus de douleurs d'estomac.*

Dans cette observation nous constatons encore que la ceinture n'a pu être tolérée.

OBSERVATION XV. — *Rein mobile droit. Pyélonéphrite. Néphropexie.*

La nommée Marie N..., domestique, âgée de 25 ans, entrée à l'hôpital Necker, salle Laugier, n° 11, le 3 juillet 1895, service de M. le professeur Guyon.

Antécédents héréditaires. — La malade ne peut donner aucun renseignement sur ses grands parents, Son père est mort à 32 ans d'une affection articulaire du genou ; sa mère à 70 ans a succombé à une attaque d'apoplexie. Le père de la malade paraît avoir été d'un caractère assez emporté.

Quant à ses oncles et à ses tantes, la malade ne les a pas connus et elle ignore de quoi ils sont morts ; elle ne connaît qu'un frère de son père et ne peut donner aucun détail.

Antécédents personnels. — Réglée à 19 ans. Pas régulièrement, quelquefois deux mois sans règles. A 22 ans, naissance d'un petit garçon mort quelques heures après. Bonnes suites de couches.

État actuel. — Il y a un mois environ, apparition dans le côté droit de douleurs vives durant deux ou trois heures, puis tout rentre dans l'ordre pendant quelques jours. Au moment où débutent ces douleurs la malade avait des pertes, son linge était taché de plaques jaunes empesant le linge. Actuellement les douleurs sont assez vives pour que la malade ait dû cesser tout travail et prendre le lit. La figure bien colorée et bien pleine est celle d'une personne en bonne santé.

Au point de vue de l'intelligence, bien qu'il faille tenir compte de l'éducation sommaire et de la vie de la campagne, la malade est inférieure et prend un air niais aux questions qu'on lui adresse.

Urines : 2,000 gr. troubles.

Probablement infection ascendante.

A droite. — Rein mobile au 2ᵉ degré, un peu de déplacement transversal.

Opération, le 10 juillet. *Néphropexie.*

Marche régulière, espace costo-lombaire très étroit. Le rein est volumineux, la capsule graisseuse très abondante et très difficile à détacher du rein ; dans ses couches les plus intenses elle adhère à la capsule propre par une série de tractus très résistants. La surface du rein est rouge avec taches ecchymotiques par places. Le bassinet n'est pas dilaté.

Le rein est placé en rétroversion marquée, l'extrémité supérieure bascule en arrière et le bord convexe est très oblique en bas et en avant.

Trois sutures parenchymateuses au catgut. Le premier fil autour de la douzième côte qui cache sous elle le tiers supérieur du rein : les deux autres fils passés au milieu et vers le tiers supérieur du rein sont suturés aux muscles, près de la dernière côte. Résection d'une partie de la capsule graisseuse de manière à ce que la portion du rein comprise entre l'entrée et la sortie des fils soit bien en contact avec les aponévroses et les muscles lombaires.

Malgré le capitonnage fait à la partie inférieure de la plaie, il y a un clapier en avant du carré lombaire. Drainage à ce niveau.

Le 10 au soir, température 38°.

Le 11 matin, température 38°.

Le 12 soir, température 38°, matin, 38°,6. On défait en partie les sutures et une sérosité sanglante et louche s'écoule. Lavage au sublimé à 1 p. 1000.

Le 15. Température 38°,4. Ablation des fils.

Le pansement est continué chaque jour, ainsi que le lavage.

Le 18. La température tombe à la normale 37°.

La malade quitte le service le 26 août.

Observation XVI (personnelle). — *Rein mobile droit. Néphro-pexie. Coexistence de deux hernies.*

Le nommé Henri M.., monteur en bronze, âgé de 38 ans, entré en mars 1895 à l'hôpital Tenon, dans le service de (M. X.), suppléé par M. Albarran.

Opération, par M. Albarran, le 5 mars 1895. — Néphropexie pour rein mobile droit.

Sorti le 24 avril pour aller à Vincennes. A sa sortie, les douleurs dont il se plaignait avant l'opération avaient complètement disparu.

Le malade raconte qu'à Vincennes, ayant retiré la ceinture qu'il portait depuis l'opération, il ressentit de vives douleurs dans le ventre, non localisées ; il resta couché presque tout le temps à Vincennes.

Le 12 mai, il rentre à l'hôpital Tenon. En est sorti le 18 mai ; on lui donna le conseil de retourner consulter M. le Dr Albarran.

Depuis, le malade a travaillé assis, ne pouvant marcher beaucoup.

Le 18 juillet, souffrant de plus en plus, il entre à Necker, service de M. le professeur Guyon, suppléé par M. le Dr Albarran.

État actuel. — Le malade se plaint de douleurs dans le bas-ventre, douleurs mal définies, sans siège précis, diminuées par le port d'une ceinture bien serrée.

Douleurs lombaires avec irradiation dans le testicule droit.

A la palpation, on ne retrouve pas le rein droit. Le malade, contractant ses muscles abdominaux, rend l'examen difficile.

Toutes les douleurs dont il se plaint ne ressemblent en rien à celles qui l'ont décidé à la néphropexie.

Existence de deux hernies : une crurale à gauche, une inguinale à droite.

Le malade est très nerveux, d'un caractère emporté et décrit son mal avec emphase et se plaint de souffrir un peu partout.

Le réflexe pharyngien est diminué.

Le champ visuel est normal.

La sensibilité est normale.

Pendant les années qui ont précédé l'opération, le malade a fait abus d'alcools, eau-de-vie, absinthe.

Vessie et urèthre sont sains.

Au bout de quelques jours de repos, le malade quitte le service.

OBSERVATION XVII (personnelle). — *Rein mobile droit. Infection ascendante à marche rapide. Massage du rein. Grande amélioration.*

La nommée Victorine E..., papetière, 30 ans, entre le 16 septembre 1895, à l'hôpital Necker, service de M. le professeur Guyon, lit n° 26.

Antécédents héréditaires. — Nuls.

Antécédents personnels. — N'a jamais été malade dans son jeune âge. Réglée à l'âge de 11 ans, facilement. Les règles ont toujours été régulières depuis. Mariée à l'âge de 19 ans. Elle devient enceinte. Au septième mois de la grossesse, elle reçoit un violent traumatisme sur l'abdomen et accouche, au bout de cinq semaines, à Saint-Louis, d'un enfant mort. Elle s'est bien remise de ses couches et n'a pas eu de pertes du tout à la suite. Elle s'est mariée de nouveau il y a 5 ans, à l'âge de 25 ans. Elle accouche d'un enfant bien portant, à terme (application du forceps). Suites de couches bonnes. Au mois de novembre dernier, sans aucun symptôme antérieur, la malade est prise de rétention d'urine. Un médecin vient la sonder : la rétention est due à l'existence d'un petit polype de l'urèthre. Elle entre aussitôt à l'hôpital Tenon.

Elle y est restée six mois. Pendant ce temps elle a toujours été sondée. Les urines étaient troubles dès les premiers jours de son séjour à l'hôpital. On lui faisait des lavages vésicaux. La malade n'accuse aucune douleur pendant son séjour à Tenon.

En quittant Tenon, elle va au Vésinet; elle pouvait uriner spontanément; au bout de quelques jours elle a été prise d'incontinences, particulièrement nocturnes. Au mois de juillet dernier, elle passe 15 jours dans le service.

La malade revient le 16 septembre; elle se plaint à ce moment de douleurs lombaires, exagérées au moment des règles.

A la palpation, on sent le rein droit volumineux, abaissé, mobile et douloureux; le rein gauche est senti très difficilement.

La malade a de l'incontinence, mais ne peut vider spontanément sa vessie. Résidu de 200 grammes.

Les urines sont purulentes, fétides.

La vessie n'est sensible ni au toucher ni à la distension. A l'entrée du méat, on voit un petit polype gros comme une lentille, de couleur violacée.

Tous les soirs la malade a de la fièvre entre 38° et 39°, le matin la température = 37°.

L'appétit est irrégulier, la figure est pâle, l'amaigrissement n'est pas très notable, la malade n'ayant jamais été bien grosse.

Rien du côte des poumons ni du cœur.

Examen des urines. Ne révèle l'existence que de micro-organismes très abondants et de plusieurs espèces, mais pas de bacille de Koch.

Le 2 octobre, sur les indications de M. Albarran, on commence à faire du massage sur le rein et l'uretère.

Tous les jours, même séance d'environ 10 minutes.

Avant le massage, lavages de la vessie à l'eau boriquée jusqu'à ce que le liquide ressorte complètement clair. Après le massage on vide la vessie et on retire alors un liquide très louche et par le repos il se forme un dépôt variant de 30 à 60 grammes de pus et de grumeaux blanchâtres. Sous l'influence de ce traitement la température devient normale, l'appétit renaît, les forces réapparaissent.

A la palpation, on reconnaît que le rein est devenu presque normal comme volume, il n'y a plus de sensibilité, il est très mobile, on le sent presque en entier.

Pendant les trois mois de séjour que fit encore la malade à l'hôpital, il y eut trois poussées fébriles durant vingt-quatre heures (40°), dues à la rétention rénale ; les urines étaient claires et rien n'était expulsé après le massage.

A sa sortie, le 26 décembre, la malade est dans un état très satisfaisant, si on le compare à la situation précaire des premiers jours, car à ce moment on avait discuté l'urgence de la néphrotomie. L'appétit est bon, les douleurs sont complètement disparues, la malade urine maintenant spontanément et vide sa vessie.

OBSERVATION XVIII (personnelle). — *Rein mobile droit. Pyélonéphrite.*

C..., représentant de commerce, 32 ans, vient consulter salle de la Terrasse, à l'hôpital Necker, le 4 janvier 1896.

Jamais de blennorrhagie.

Il y a un mois, légère sensibilité du canal qui s'est progressivement accrue jusqu'à la véritable douleur.

État actuel. — Mictions toutes les deux heures le jour, deux ou trois fois la nuit. Quelques légères douleurs à la fin de la miction.

Les urines sont entièrement troubles, laissant déposer une couche de pus. Le liquide qui surnage reste trouble.

Jamais d'hématurie.

Examen local. — *Canal :* Ni rétrécissement ni sensibilité. Pas d'écoulement.

Vessie : Ni sensibilité au contact ni à la distension.

Prostate : Rien d'anormal.

Vésicules : Normales.

Reins : Dans le décubitus dorsal, par la méthode du ballottement on sent les deux tiers inférieurs du rein droit, surtout pendant les mouvements d'inspiration. L'extrémité inférieure est rapprochée de la ligne médiane, ce déplacement s'accentue dans le décubitus latéral. Rein un peu gros, pas sensible. Endoscopie vésicale. Vessie saine.

Examen des urines. — Urines uniformément troubles. Réaction neutre. Nombreux leucocytes. Rares hématies. Pas de cylindres.

Ce malade est soumis à un traitement général.

Nous avons revu depuis, plusieurs fois, le malade. Après avoir vidé et lavé soigneusement la vessie, nous avons pratiqué le massage du rein; le liquide que nous avons retiré aussitôt après du réservoir urinaire était très trouble et déposait abondamment.

CONCLUSIONS

I. — Toutes les causes invoquées pour expliquer la mobilité rénale n'ont aucune efficacité sans une prédisposition
individuelle. Le rein mobile est un stigmate de dégénérescence qui s'observe chez les individus congénitalement prédisposés.

II. — La maladie du rein mobile est presque uniquement
constituée par un ensemble de phénomènes nerveux, c'est
une affection essentiellement douloureuse.

III. — Dans les troubles digestifs qui ont rapport à la
mobilité rénale, le symptôme douleur domine.

IV. — La mobilité peut rendre le rein douloureux.

V. — Il est souvent facile d'établir une relation entre le
rein douloureux et les autres symptômes observés.

VI. — La seule méthode d'exploration qui permette de bien
examiner le rein est la méthode du ballottement.

VII. — Avec le ballottement on peut reconnaître même les
pointes de néphroptose.

VIII. — La méthode du ballottement permet seule d'éviter
presque sûrement les erreurs de diagnostic.

IX. — La mobilité rénale est une affection sérieuse, à cause de ses complications.

X. — La mobilité crée dans le rein un terrain favorable à l'apparition des complications par la congestion qu'elle entretient ou les rétentions dont elle est la cause.

XI. — La fréquence de la pyonéphrose chez la femme et son siège de prédilection à droite peuvent être expliqués par la mobilité rénale.

XII. — Tout rein mobile donnant lieu à des accidents doit être traité.

XIII. — Un rein mobile latent doit être immobilisé par une ceinture.

XIV. — La néphrorrhaphie est indiquée toutes les fois que l'on peut établir une relation entre le rein mobile et les autres symptômes observés. Dans ce cas la ceinture, outre qu'elle est souvent mal tolérée, ne peut donner une immobilité suffisante du rein.

XV. — Même chez les neurasthéniques et les hystériques l'opération peut donner de bons résultats, si on peut établir que ces névroses sont apparues après les douleurs du rein mobile, ou que ce dernier les a aggravées.

INDEX BIBLIOGRAPHIQUE

Albarran. — Etranglement du rein mobile. *Congrès français de chirurgie*, 1893.
— Etude sur le rein mobile. *Ann. des org. gén. urin.*, 1895.

Bartet. — *Traitement méd.-chir. du rein flottant et de ses complications*. Thèse Bordeaux, 1894.

Brochin. — Rein mobile. *Gazette des Hôp.*, 22 juillet 1854.

Brodeur. — *Intervention chirurgicale dans les maladies du rein*. Thèse Paris, 1886.

Bruhl. — Le rein mobile. *Gaz. des Hôp.*, 6 février 1892.

Buret. — *Diag. de l'ectopie rénale*. Thèse Paris, 1885.

Clado. — Ballottement rénal. *Bull. méd.*, 27 juillet 1887.

Clarke. — Luxation aiguë du rein. *Royal med. and chir. Soc.*, 11 avril 1895.
— Remarques sur une série de 30 cas de reins flottants traités par opération. *Brit. med. J.*, 1895.

Cuilleret. — Etude clinique sur l'entéroptose ou maladie de Glénard. *Gaz. Hôp.*, 22 septembre 1888.

Drummond. — Remarques sur l'aspect clinique du rein mobile. *Lancet*, 11 janvier 1890.

Edebohls. — Rein flottant et néphrorrhaphie. *Americ. J. of obst.*, février 1895.
— 12 cas traités par néphrorrhaphie. *Americ. J. of med. Soc.*, mars 1893.

Ewald. — Entéroptose et rein mobile. *Berl. klin. Woch.*, 1890.

Féréol. — Entéroptose de Glénard. *Bull. et mém. de Soc. méd. des Hôpitaux* Paris, 1888.

Gilford. — Quelques cas de reins mobiles. *Lancet*, 23 décembre 1893.

Glénard. — *Lyon médical*, 1885.
— *Province médicale*, 23 août 1886.
— *Province médicale*, 1887.
— *Gazette hebdomadaire*, 22 février 1889.
— *Société médicale des Hôpitaux*, 22 décembre 1893.
— *Revue des maladies de la nutrition*, 1895-1896.

Godart-Danhieux. — Du rein mobile. *Ann. Soc. belge chir.*, 15 février 1894.

Greig-Smith. — *Chirurgie abdominale*. Traduction par le Dr P. VALLIN, 1894.

Guiard. — Du rein mobile. *Ann. des mal. gén. urin.*, 1888.

Guyon. — *Bull. et mém. d'Acad. de médecine*, 19 février 1889.

Guyon. — Examen chirurgical du rein. *Bull. méd.*, 6 mars 1889.

— Diagnostic des affections chirurgicales des reins. *Journal de méd. et de chir.*, avril 1811.

— Rein flottant douloureux. *Journal des patriciens*, 1894.

— *Revue de Thérapeutique méd. et chir.*, décembre 1895.

— *Leçons cliniques sur les maladies des voies urinaires*, 3me édition, 1896.

Herczel. — Traitement du rein flottant. *Beit. zur. klin. Chir.*, 1892.

Hilbert. — Des reins mobiles et palpables. *Deut. Arch. f. klin. Med.*, 1892.

Israël. — Sur la chirurgie rénale. *Arch. f. klin. Chir.*, 1894.

Lancereaux. — Art. Rein, *Dict. sc. méd.*, 1876.

— *Leçons cliniques faites à la Pitié et à l'Hôtel-Dieu*. Bataille. Paris, 1894.

Landau. — *Rein mobile chez la femme*. Berlin, 1881.

Le Dentu. — Du faux ballottement rénal. *Soc. de chir.*, 8 février 1893.

— *Affections chirurgicales des reins et des uretères*. Paris, 1889.

Le Gendre. — Pathogénie et prophylaxie du rein mobile. *Soc. méd. des Hôp*. 22 décembre 1893.

Legueu. — *Calculs du rein et de l'uretère*. Thèse Paris, 1891.

Logerot. — *Hydronéphrose intermittente*. Thèse Lyon, 1895.

Mathieu. — Crises de vomissements chez les malades atteints de rein mobile. *Bull. Soc. méd. des Hôp.*, 21 octobre 1892.

— Un cas de crise gastrique dans la néphroptose. *Bull. Soc. méd. des Hôp.*, 28 octobre 1892.

— Étude clinique sur le rein mobile. *Soc. méd. des Hôp.*, 8 décembre 1893.

— Neurasthénie. *Bibliot. méd. Charcot-Debove*, 1894.

Moscato. — 12 cas d'hydronéphrose consécutive au rein mobile. *Il progresso medico*, 15 juillet 1894.

Navarro. — Hydronéphrose expérimentale par ectopie rénale. *Soc. anat*, Paris, 24 novembre 1893.

— *Contribution à l'étude des hydronéphroses*. Th. Paris, 1892.

Nélaton. — *Gaz. des Hôp.*, 1854.

Neumann. — *Contribution à l'étude de la néphrorrhaphie*. Thèse Berlin, 1892.

Newmann. — Des déplacements du rein. *Glasgow med. J.*, août 1883.

Pichevin. — Coïncidence de lobe du foie flottant avec rein mobile. *Progrès médical*, 13 octobre 1888.

Potain. — Sur un déplacement non décrit du rein. *Gaz. Hôp.*, 21 août 1890.

Récamier. — *Étude sur les rapports du rein*. Thèse Paris, 1889.

Reed. — Diagnostic et traitement du rein flottant. *J. Americ. med. Association*, 12 mai 1894.

Rigal. — *Des déplacements accidentels des reins*. Thèse Paris, 1881.

Roux (de Lausanne). — *Revue médicale de la Suisse Romande*, 21 octobre 1891.

Schmitt. — Rein mobile et maladies de l'appareil de la génération. *New-York med. Record*, 22 octobre 1892.

Stewart. — Néphroptose. Relation avec certains symptômes obscurs chez la femme. *New-York med. Record*, 1894.

Stifler. — Observations pratiques sur le rein mobile. *München med. Woch.*, 1892.

Terrier et **Baudouin.** — Hydronéphrose intermittente. *Revue Chir.*, 1891.

Thiriart. — Troubles de l'appareil génital de la femme, consécutif au rein mobile. *Mercredi méd.*, 12 octobre 1892

Tidey. — Sur la fréquence du rein mobile. *Brit med. J.*, 4 mai 1895.

Trousseau. — *Clinique de l'Hôtel-Dieu*, 3e édition, 1865.

Tuffier. — Rein mobile et néphrorrhaphie. *Congrès de chir.*, 1889.

— Formes cliniques et diagnostic du rein mobile. *Semaine méd.*, 1891.

— Pseudo-coliques néphrétiques. *Semaine méd.*, 25 octobre 1893.

-- Hydronéphrose expérimentale. *Soc. anat.*, Paris 24 novembre 1893.

— Étude clinique et expérimentale sur l'hydronéphrose. *Ann. org. gén.-urin.*, janvier 1894.

Vanneufville. — *De la néphrorrhaphie. Étude clinique et expérimentale.* Thèse Paris, 1888.

Walther. — Sur un cas d'antéversion et d'antéflexion du rein. *Mém. Soc. de chir.*, 11 juillet 1894.